AF550829

GERALD HÜTHER
INGEBORG WESER

Das Geheimnis der ersten neun Monate

GERALD HÜTHER
INGEBORG WESER

Das Geheimnis der ersten neun Monate

Reise ins Leben

Mit Gastbeiträgen von Sven Hildebrandt, Angelica Ensel, Esther Göbel und Karl Heinz Brisch

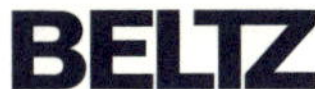

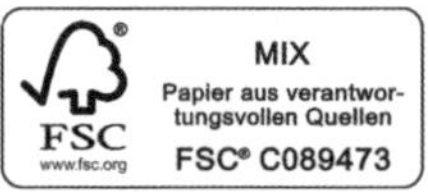

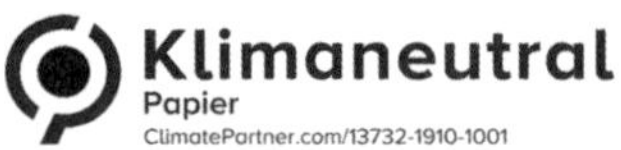

Dieses Buch ist erhältlich als:
ISBN 978-3-407-85759-0 Print
ISBN 978-3-407-22266-4 E-Book (EPUB)

6. Auflage 2023

in der Verlagsgruppe Beltz • Weinheim Basel
Werderstraße 10, 69469 Weinheim

Umschlaggestaltung: Büro Hamburg
Bildnachweis: © shutterstock/Sebastian Kaulitzki
Satz und Herstellung: Lelia Rehm
Druck und Bindung: Beltz Bad Langensalza GmbH, Bad Langensalza
Beltz Grafische Betriebe ist ein klimaneutrales Unternehmen
(ID 15985-2104-100)
Printed in Germany

Weitere Informationen zu unseren Autor:innen und Titeln finden Sie unter: www.beltz.de

Inhalt

Sie sind die Söhne und Töchter der Sehnsucht
des Lebens nach sich selber.

Sie kommen durch euch, aber nicht von euch,

Und obwohl sie mit euch sind,
gehören sie euch doch nicht.

Ihr dürft ihnen eure Liebe geben,
aber nicht eure Gedanken,

Denn sie haben ihre eigenen Gedanken.

Ihr dürft ihren Körpern ein Haus geben,
aber nicht ihren Seelen,

Denn ihre Seelen wohnen im Haus von morgen,
das ihr nicht besuchen könnt,
nicht einmal in euren Träumen.

Ihr dürft euch bemühen, wie sie zu sein,
aber versucht nicht, sie euch ähnlich zu machen.

Denn das Leben läuft nicht rückwärts,
noch verweilt es im Gestern.

Ihr seid die Bogen, von denen eure Kinder
als lebende Pfeile ausgeschickt werden.

Der Schütze sieht das Ziel auf dem Pfad der Unendlichkeit,

und Er spannt euch mit Seiner Macht,
damit seine Pfeile schnell und weit fliegen.

Lasst euren Bogen von der Hand des Schützen
auf Freude gerichtet sein;

Denn so wie Er den Pfeil liebt, der fliegt,
so liebt Er auch den Bogen, der fest ist.

Khalil Gibran, arabischer Dichter, 1883–1931

Vorwort

Einem Kind das Leben schenken

Es gibt Ereignisse, auf die wir vielleicht schon lange hingearbeitet haben und die uns ganz neue Möglichkeiten eröffnen. Der Schulabschluss kann so etwas sein, auch der Auszug aus dem Elternhaus oder der Beginn einer Partnerschaft, vielleicht auch ein attraktives Stellenangebot oder ein Lottogewinn. An das großartige, uns selbst bestärkende Gefühl, das mit dem Erreichen eines solchen lange ersehnten Zieles verbunden war, können wir uns dann meist auch sehr gut erinnern. Andererseits gibt es auch Lebensereignisse, die über uns hereinbrechen, uns aus der Bahn werfen und alles infrage stellen, was wir bisher erreicht haben. Der Verlust eines geliebten Menschen zum Beispiel, ein Unfall oder eine schwere Erkrankung. Das damit einhergehende Gefühl von eigener Ohnmacht und Hilflosigkeit kennen wir ebenfalls sehr gut. Beides, die Freude über das Erreichen eines bestimmten Zieles wie auch der durch das Unerreichbarwerden bestimmter Ziele ausgelöste Schmerz, sind deshalb so starke Gefühle, weil sie uns selbst betreffen, uns entweder kraftvoll und zuversichtlich oder aber schwach und hilflos machen.

Es gibt aber auch Lebensereignisse, die uns nicht einfach nur in dem bestärken, was wir in unserem Leben erwarten und erhoffen oder die unsere Hoffnungen und Erwartungen an das Leben untergraben. Das sind ganz besondere Ereignisse. Sie betreffen zwar auch unser eigenes Leben, reichen aber weit über die jeweiligen Ziele hinaus, die wir persönlich verfolgen.

Leider erleben wir solche Sternstunden allerdings nur sehr selten. Sie verbinden uns auf eine über unsere eigene Existenz hinausreichende Weise mit dem Fluss des Lebens, in den wir selbst eingebettet sind. Dann spüren wir, dass wir als Teil des Lebens in der Lage sind, neues Leben hervorzubringen. Dieses unbeschreibbare und wohl auch tiefste Gefühl, das wir als Menschen zu empfinden in der Lage sind, wird immer dann in uns wach, wenn uns bewusst wird, dass wir ein Kind erwarten. Dass wir diejenigen sind, die diesem Kind sein Leben schenken – und damit das Leben selbst an dieses Kind weitergeben.

Nun leben wir heute in einer Welt, in der für ein derartig tief gehendes Gefühl weder Raum noch Zeit vorhanden zu sein scheint. Die meisten Eltern entschließen sich oft erst dann, ein Kind zu bekommen, wenn es in ihre eigene Lebensplanung passt. Zuerst kommt die Karriere, dann das Kind, denken viele. Und wir verfügen ja inzwischen auch über die dafür erforderlichen Hilfsmittel, angefangen bei den entsprechenden Verhütungsmitteln bis zur Pille danach, notfalls lässt sich auch noch eine Abtreibung arrangieren. Nur wenige Frauen werden heute noch schwanger, weil es einfach so »passiert ist«. Die meisten haben eine sehr genaue Vorstellung davon, wann es passieren soll oder »darf«. Und falls es dann nicht klappt, sind die Ärzte in vielen Fällen auch in der Lage, entsprechende Verfahren einzusetzen, um den Kinderwunsch zu erfüllen.

Schwangerschaft und Geburt sind damit nicht mehr dem Zufall – oder wie man früher sagte, dem Schicksal – überlassen. Sie sind zu Lebensereignissen geworden, die sorgfältig geplant, auf die gezielt hingearbeitet werden kann.

Deshalb ist die Freude groß, wenn es dann auch so wie geplant »geklappt« hat, wenn das angestrebte Ziel – die erwünschte Schwangerschaft – erreicht ist. Gleichzeitig wächst damit aber auch die Sorge, dass nun – während der Schwangerschaft – irgendetwas nicht so gut »klappen« könnte.

Es ist daher verständlich, dass werdende Eltern gleichermaßen von dieser sie selbst bestärkenden Freude (unser Wunsch wird Wirklichkeit) wie auch von dem eigener Ohnmacht und Angst (hoffentlich geht alles gut) erfüllt – und zwischen beiden Gefühlen hin- und hergerissen – sind.

Vor wenigen Generationen hatte das, was heute bei uns der häufigste Fall ist, eine »Wunschschwangerschaft«, noch Seltenheitswert. Die Freude darüber, »in anderen Umständen zu sein«, hielt sich damals meist in Grenzen. Das dominierende Gefühl vor allem der werdenden Mutter war Angst – nicht nur vor möglichen Fehlbildungen, sondern vor den Gefahren der Geburt selbst. Dazu kam noch die Sorge, ob das Geld reicht, um das Kind »durchzubringen«. Aber selbst unter diesen schwierigen Bedingungen wird jede schwangere Frau tief in sich auch dieses andere Gefühl gespürt und dieses tiefe Glück darüber empfunden haben, einem Kind das Leben schenken zu können.

Heute wissen wir, dass eine werdende Mutter dieses wunderbare Gefühl umso stärker empfinden kann, je weniger es von ihren Ängsten und Sorgen überlagert wird. Und immer häufiger ist es heute auch den werdenden Vätern möglich, dieses menschlichste und tief reichendste aller Gefühle mit ihnen zu teilen. Dann spüren auch sie, dass es nichts Bedeutenderes im Leben gibt, als einem Kind das Leben zu schenken.

Meist ist es noch nicht das positive Ergebnis des Schwangerschaftstests, das dieses Gefühl auslöst, sondern der Augenblick, wenn das ungeborene Kind mit den ersten Bewegungen im Bauch auf sich aufmerksam macht. Dann spürt zuerst die werdende Mutter und – wenn sie seine Hand an die betreffende Stelle führt – auch der werdende Vater, dass ihr Kind ein eigenständiges lebendiges Wesen ist, mit eigenen Regungen. Sie erleben in diesem Augenblick erstmals, dass ihr Kind ein Subjekt ist, zu dem sie liebevoll »du« sagen können. Je intensiver werdende Eltern diesen Moment der ersten Begegnung mit ihrem Kind erleben können, desto tiefer wird dieses Empfinden dann auch in ihrem Gehirn verankert. Diese tiefe Erfahrung wird ihnen später helfen, ihr Kind immer wieder in seiner Einzigartigkeit zu erkennen und anzunehmen.

Das ist deshalb so wichtig, weil jedes Kind mit diesem Grundbedürfnis zur Welt kommt, von seinen Eltern so, wie es ist, als Person, also als Subjekt gesehen und angenommen zu werden. Es braucht dieses Gefühl genauso wie die Luft zum Atmen. Wenn ein Kind spürt, dass es von seinen Eltern als Objekt behandelt wird, geht es ihm nicht gut.

Und wenn es ihm nicht gut geht, kann es sich nicht so gut entwickeln. Es hat ein Problem und kann deshalb seiner Entdeckerfreude und Gestaltungslust nicht mehr »unbekümmert« nachgehen und die in ihm angelegten Potenziale entfalten.

Gerade in unserer heutigen Leistungsgesellschaft kann es sehr leicht geschehen, dass auch Eltern unter Druck geraten und ihre Kinder – aus Sorge um deren Zukunftschancen – zu Objekten ihrer Erwartungen, ihrer eigenen Ziele und Interessen und damit zu Objekten ihrer jeweiligen Erziehungs- und Bildungs- oder sonstigen Fördermaßnahmen machen. Es ist schwer für Eltern, sich diesem Druck zu entziehen. Helfen kann ihnen dabei aber die Erinnerung an dieses Gefühl, das damals in ihnen wach wurde, als sich ihr Kind mit seinen ersten eigenen Bewegungen und Regungen im Bauch der werdenden Mutter bemerkbar machte.

Später, nach der Geburt, können die Eltern dann in allen Äußerungen ihres Kindes spüren, wie sehr es sich darum bemüht, von ihnen gesehen, wahrgenommen und angenommen zu werden. Irgendwann gelingt dem Baby sein erstes Lächeln, und die Mutter lächelt zurück. So entsteht der erste Dialog zwischen den beiden. Das Baby merkt, dass ihm seine Mutter antwortet. Und wenn sie lächelt, lächelt es auch. Die beiden begegnen einander – als Subjekte.

Und je häufiger das Kind nun erlebt, dass es mit einer eigenen Regung in der Lage ist, eine Antwort in seinem Gegenüber auszulösen, desto glücklicher ist es. Es spürt, dass es etwas bewirken kann, dass es gesehen wird und dass ihm geantwortet wird. Genau dieses Gefühl ist der Treibstoff, mit dem sich jedes Kind als begeisterter Entdecker seiner eigenen Möglichkeiten – also seiner Potenziale – auf den Weg macht. Aber dieses wunderbare Gefühl verschwindet sofort und verwandelt sich in Verunsicherung oder gar Angst, sobald ein Kind erleben muss, dass es nicht mehr in dieser Weise gesehen wird, dass seine eigenen Regungen nicht mehr beantwortet werden. Und das ist eben immer dann der Fall, wenn es nicht mehr als Subjekt betrachtet, sondern als Objekt behandelt wird.

Die Zeit der Schwangerschaft ist deshalb so kostbar, weil sich den werdenden Eltern in dieser Phase das Geheimnis des Lebens offenbart. Sie erleben ihr Kind als ein eigenständiges lebendiges Wesen, das sich, wie alle Lebewesen, aus sich selbst heraus, also selbstorganisiert entwickelt. Alles geschieht von ganz allein, sie können und brauchen nichts weiter zu tun, als dafür zu sorgen, dass es ihrem ungeborenen Kind möglichst gut geht und dass es im Bauch der Mutter alles bekommt, was es braucht. Und auch das funktioniert normalerweise ganz von allein. Dafür sorgen der Körper und der Stoffwechsel der Schwangeren ebenfalls aus sich selbst heraus, selbstorganisiert. Und es geht noch einen Schritt weiter: Auch die Verbindung zwischen Mutter und Kind, Vater und Kind, Umgebung und Kind birgt das Potenzial in sich, sich selbstorganisiert zu entfalten. Alle Beteiligten haben im Prinzip die Kapazitäten in sich, sich emotional miteinander zu verbinden, einander zu fühlen und feinfühlig aufeinander zu reagieren. Und dann passiert Kontakt, ganz ungeplant, ganz überraschend.

In einer Zeit, in der wir Menschen so ziemlich alles, was uns wichtig erscheint und was wir zum Leben brauchen, nach unseren Vorstellungen herstellen und gestalten können, ist das für manche Eltern eine tief greifende und bisweilen auch nicht ganz leicht zu akzeptierende Erkenntnis. Sie widerspricht ja nicht nur ihren Alltagserfahrungen. Sie stellt oft sogar ihr eigenes Selbstverständnis infrage. Fast alles konnten sie bisher so machen, wie sie es für richtig hielten und wie es ihren Vorstellungen und Absichten entsprach. Und nun geschieht etwas, das sie als werdende Eltern weder gestalten noch steuern können und wovon sie zudem auch noch wissen, dass es ihr gesamtes weiteres Leben verändern wird. Sie sind dabei, einem Kind das Leben zu schenken, und werden dafür nun selbst mit einer neuen Erfahrung beschenkt: dass nicht alles »machbar« ist, dass sie ihr Kind nur dankbar erwarten und liebevoll annehmen können, um es auf seinem Weg ins Leben, so gut sie es vermögen, zu begleiten.

Je besser es den werdenden Eltern gelingt, sich für diese Erfahrung zu öffnen, sie zuzulassen und bewusst anzunehmen, desto leichter fällt es ihnen später, ihrem Kind auch nach der Geburt in dieser Weise zu begegnen. Allzu groß ist heutzutage die Versuchung, aus diesem kleinen Mädchen oder diesem kleinen Jungen etwas ganz Besonderes machen zu wollen. Wenn Eltern sich nicht bewusst dagegen wehren, geraten sie allzu leicht in Gefahr, ihr Kind zur Verfolgung ihrer eigenen Absichten und Ziele zu benutzen, es zum Objekt ihrer jeweiligen Erziehungs- und Fördermaßnahmen zu machen. Genau das erlebt ihr Kind später noch zur Genüge, wenn es in Erziehungs- und Bildungseinrichtungen unterrichtet, bewertet, mit guten Zensuren belohnt oder mit schlechten bestraft wird. Es bleibt ihm nicht viel anderes übrig, als sich anzupassen und diese Rolle so gut wie möglich zu übernehmen. Oder indem es dagegen aufbegehrt, sich wehrt und Widerstand leistet, also auffällig wird.

Ersteres scheint vielen Mädchen leichter zu fallen, Letzteres eher den Jungen, aber beide verlieren dabei zwangsläufig genau das, was sie als kleine Entdecker und Gestalter antreibt: ihre intrinsische, aus ihnen selbst herauskommende Lust am eigenen Entdecken und ihre angeborene Freude am gemeinsamen Gestalten. Wie gut, wenn ein Kind dann wenigstens zu Hause, bei seinen Eltern, erlebt, dass es so sein darf und so angenommen wird, wie es ist. Dass es von ihnen ermutigt und inspiriert wird, sich selbst und seine Möglichkeiten zu entdecken, seine Talente und Begabungen zu entfalten.

Kein Kind kommt mit der Absicht auf die Welt, besser als alle anderen oder genauso wie alle anderen zu werden. Aber es gibt ein tiefes Bedürfnis, das jedes Kind schon bei seiner Geburt in sich trägt. Entstanden ist es ganz langsam und schrittweise während der neun Monate davor, und zwar aufgrund einer schon im Mutterleib von ihm gemachten Grunderfahrung. In engster Verbundenheit mit einem anderen Menschen hat es sich dort monatelang entwickelt, ist in dieser Verbundenheit gewachsen, täglich ein Stück über sich selbst hinausgewachsen und hat sich dabei schon eine ganze Menge eigener Kompetenzen und Fähigkeiten angeeignet. Und weil das bisher so war, bringt jedes Kind die daraus erwachsene Erwartungshaltung als Grundbedürfnis mit auf die Welt: Alles in ihm will, dass es fortan so weitergeht, dass es in dieser Verbundenheit weiterwachsen, sich weiterentwickeln, seine Potenziale entfalten kann. Und weil jedes Kind schon bei seiner Geburt einzigartig, also anders als alle anderen ist, würde es dann auch diese Einzigartigkeit immer weiter entfalten. Es würde nicht besser oder genauso werden, sondern einfach nur anders als all die anderen.

Aber unsere gegenwärtige, so perfekt durchorganisierte und verplante Welt könnte nicht so bleiben, wie wir sie uns geschaffen haben, wenn jedes Kind tatsächlich die Gelegenheit bekäme und dazu ermutigt würde, sich zu einer solch einzigartigen Persönlichkeit zu entwickeln. Denn in dieser von uns geschaffenen Welt brauchen wir

Kinder, aus denen Erwachsene werden, die – so wie alle anderen – möglichst gut funktionieren, die in Universitäten und Unternehmen später fortführen, was wir dort aufgebaut haben, die unsere Renten sichern und selbst wieder genügend Kinder bekommen.

Aber wir wissen auch, dass sich die Welt ständig verändert und es eine Illusion ist, zu glauben, alles könne auch in Zukunft so weitergehen wie bisher. Woher sollten die entscheidenden Impulse für den notwendigen Wandel kommen? Wer könnte immer wieder infrage stellen, was wir geschaffen haben und was wir im Leben für wichtig und bedeutsam erachten? Wie langweilig und wie wenig zukunftsfähig wäre unsere Welt, wenn es nicht immer wieder Kinder gäbe, die sich nicht so entwickeln, wie wir es von ihnen erwarten, die nicht einfach dem Weg weiter folgen, den wir für sie geebnet haben, die stattdessen lieber nach neuen, eigenen Wegen suchen und uns zeigen, dass es auch anders geht? Sind sie es nicht, die uns helfen, unsere Welt immer wieder umzugestalten?

Es stimmt, dass unsere gegenwärtige Welt wie ein Kartenhaus zusammenfallen würde, wenn es nicht mehr genügend Kinder gäbe, die unsere Errungenschaften später als Erwachsene zu bewahren und zu stabilisieren bereit und befähigt sind. Diese Erkenntnis beginnt sich jetzt angesichts der sinkenden Geburtenraten in vielen Ländern der westlichen Welt auszubreiten, und es werden alle möglichen Programme entwickelt und Maßnahmen auf den Weg gebracht, um die Geburtenzahlen in diesen Ländern wieder anzuheben und die heranwachsenden Kinder in den Erziehungs- und Bildungseinrichtungen so gut wie möglich für all das zu qualifizieren, was von ihnen später im Beruf erwartet wird. Aber Kinder kommen nicht auf die Welt, weil sie gebraucht werden. Und sie eignen sich ihr Wissen und ihr Können auch nicht deshalb an, um später die jeweiligen Rollen möglichst gut auszufüllen, die wir für sie vorgesehen haben, für die sie gebraucht werden. Kinder sind keine Objekte.

Wenn eine Schwangere, vielleicht sogar zusammen mit ihrem Partner, sagt: »Wir erwarten ein Kind«, so bringen sie damit genau dieses Gefühl zum Ausdruck. In ihrem tiefsten Inneren wissen sie, dass ihr Kind weder von ihnen »gemacht« noch nach ihren Vorstellungen geformt wird, dass es sich nur selbst entwickeln und entfalten kann. Als werdende Eltern können sie sich nur darum bemühen, es so zu begleiten, dass es ihm an nichts mangelt, was es für diesen Selbstentfaltungsprozess braucht. Am leichtesten wird ihnen das gelingen, wenn sie es als Geschenk erleben und ihm sein Leben zum Geschenk machen. Damit das möglichst vielen Eltern möglich wird und sie es auch bewusst so erleben können, haben wir dieses Buch geschrieben.

Teil I des Buches richtet sich auf die abenteuerliche Reise des ungeborenen Kindes. Eine Reise im Bauch der Mutter und eingebettet in ein Geflecht von menschlichen Beziehungen. Im Teil II des Buches steht die Reise der Eltern des ungeborenen Kindes im Mittelpunkt, die dabei allerlei Herausforderungen zu bestehen haben, um schließlich als Eltern geboren zu werden.

Wir laden Sie ein, mit uns auf diese Reise zu gehen.

Gerald Hüther, Ingeborg Weser
im Mai 2015

Teil 1 *Die Reise des ungeborenen Kindes*

Eins

Einladung zu einer Entdeckungsreise

Und jedem Anfang wohnt ein Zauber inne,
der uns beschützt und der uns hilft, zu leben.

Hermann Hesse, *Lebensstufen*

An den Zauber der frühen Kindheit kann sich mancher noch erinnern. Das Wunder der Geburt erlebt jeder Erwachsene noch einmal, der dabei sein darf, wenn ein Kind zur Welt kommt. Aber alles, was davor geschieht, scheint völlig vor uns verborgen. Keiner kann sich an diese Phase seines Lebens direkt erinnern, und niemand kann zuschauen, wie sich die befruchtete Eizelle zu einem geburtsreifen Kind entwickelt. Es bleibt ein Mysterium, warum jedes Kind mit ganz eigenen Fähigkeiten, Begabungen und Möglichkeiten zur Welt kommt. Wir ahnen, dass Kinder bereits vor der Geburt individuelle Erfahrungen machen und ihre eigene Persönlichkeit ausbilden, dass die Gebärmutter auch das erste Zuhause für die Seele ist. Aber wir wissen nicht, wie das genau geschieht. Das ist das Geheimnis der ersten neun Monate.

In diesem Buch wollen wir versuchen, dieses Geheimnis ein wenig zu lüften. Aber keine Angst, es wird dabei nicht entzaubert. Im Gegenteil. Wir wollen zeigen, dass das Geheimnisvolle der ersten neun Monate im Leben eines Menschen seinen Zauber nicht verliert, wenn man es zu verstehen beginnt. Wer begreift, was für einen komplizierten Weg ein Kind bereits hinter sich hat, wenn es auf die Welt kommt, für den wird das Geheimnis der Schwangerschaft nur noch bewundernswerter und kostbarer.

Erst ganz allmählich wachsen das gesellschaftliche und wissenschaftliche Interesse daran, wie die vorgeburtliche Entwicklung wirklich vonstattengeht und welche Bedeutung sie für das weitere Leben des Kindes hat. Glücklicherweise wird unser Wissen darüber immer komplexer, ein Ende ist aber noch lange nicht in Sicht. Neue Erkenntnisse machen jedoch deutlich, dass ein ungeborenes Kind eben kein Zellhaufen ist, der – ganz gleich, wie es der Schwangeren geht und wie mit ihr umgegangen wird – von genetischen Programmen gesteuert automatisch zu einem geburtsreifen Kind heranwächst. Nach allem, was wir heute wissen, und im Gegensatz zu dem, was manche Menschen glauben, wird ein Embryo eben nicht wie ein Auto oder ein anderes technisches Gerät nach einem bestimmten Bauplan »zusammengebaut«. Das ungeborene Kind ist ein lebendiges Wesen, dessen Entwicklung nur dadurch möglich ist, dass es mit seiner mütterlichen Umgebung in ständiger Kommunikation steht. Von Beginn an findet eine komplexe Interaktion statt. Von Anfang an braucht der Mensch »Beziehung«.

Für die vorgeburtliche Entwicklung ist dieses Wissen noch relativ neu. Wie wichtig die Mutter-Kind-Beziehung in der Säuglingszeit ist, wissen wir inzwischen recht genau – wenn auch noch nicht allzu lange. Noch vor wenigen Jahrzehnten wurden neugeborene Babys ohne Narkose operiert, weil man glaubte, ihr Schmerzempfinden sei noch nicht entwickelt. Neugeborene wurden nach der Geburt von ihren Müttern getrennt, damit sich die Mütter in Ruhe erholen konnten. Dabei ging man davon aus, dass die Neugeborenen noch kein psychisches Leid empfänden. Erst neue wissenschaftliche Erkenntnisse konnten diesem Spuk ein Ende bereiten. Ein Beispiel hierfür sind die an Rhesusäffchen gewonnenen Erkenntnisse über die Bedeutung des Körperkontaktes zwischen Mutter und Kind. In diesen recht grausam anmutenden Versuchen wurden mutterlosen Rhesusäffchen zwei künstliche Ersatzmütter zur Auswahl angeboten. Die eine bestand aus einem Drahtgeflecht, das die groben Umrisse eines mütterlichen Körpers nachbildete und in dem eine Nahrung spendende künstliche Milchquelle untergebracht war. Die andere Attrappe war ähnlich aufgebaut, hatte jedoch keine Milchquelle, dafür aber einen kuscheligen fellartigen Überzug. Es galt herauszufinden, welche der »Ersatzmütter« für die Kleinen wichtiger war. Entgegen allen damals herrschenden Erwartungen war das nicht die Ersatzmutter mit der Futterquelle. Vielmehr klammerten sich die Jungen stundenlang an die Ersatzmutter mit Fell. Erst als der Hunger zu groß wurde, huschten sie schnell zur »Drahtmutter« hinüber, saugten hastig an der künstlichen Zitze, um sich dann so schnell wie möglich wieder an die »Fellmutter« anzuklammern. Das Gefühl von Geborgenheit und Sicherheit durch die künstliche »Fellmutter« war den Affenbabys offensichtlich wichtiger als die Futterquelle. Für die kleinen Affen – und wohl auch für menschliche Babys – ist die Qualität der emotionalen Beziehung wichtiger als die pure Versorgung. Ähnliche Untersuchungen wurden auch an Hunden durchgeführt. Einer dieser Versuche bestand darin, Welpen selbstständig nach Nestwärme suchen zu lassen. Dazu wurden sie, nachdem die Mutter vorübergehend ferngehalten wurde, um eine Kupferwärmflasche gelegt, die die Körpertemperatur der Hündin ausstrahlte. Die in diesem Alter noch blinden und tauben Welpen versuchten nun, ihre unangenehme Lage zu verbessern. Keiner der Welpen zeigte trotz Kontakt mit der Wärmflasche ein Bestreben, Nähe zu dieser Wärmequelle zu halten. Vielmehr suchten die Welpen weiter, bis der größte Teil untereinander Körperkontakt fand. Abseits der angebotenen Wärmflasche versuchten die Welpen also, einander zu wärmen. Damit war deutlich geworden, dass man für Nestwärme mehr braucht als nur eine physikalische Wärmequelle.

Solchen und noch vielen anderen neuen Erkenntnissen verdanken wir die inzwischen wachsende und um sich greifende Einsicht, dass neugeborene Kinder, genau wie alle Hundewelpen oder Affenbabys, vor allem eines brauchen, um sich gesund entwickeln und die in ihnen angelegten Fähigkeiten optimal entfalten zu können: Geborgenheit und Sicherheit und eine einfühlsame, zugewandte Fürsorge von Müttern und Vätern oder anderen Pflegepersonen, die bereit sind, sie mit Sensibilität und Liebe zu erkunden und ihre Bedürfnisse auf angemessene Art zu beantworten. Inzwischen haben Säuglingsforscher, Kinderpsychologen, Hirnforscher und Entwicklungsbiologen noch viele andere neue Entdeckungen gemacht, die belegen, wie sehr Kinder auf ihre Eltern angewiesen sind.

Wir wissen heute, dass unsere Kinder mit einem noch sehr unfertigen Gehirn zur Welt kommen. Die endgültigen Verschaltungen zwischen den Fortsätzen der Nervenzellen werden erst später durch die von jedem Kind in seiner jeweiligen Lebenswelt selbst gesammelten Erfahrungen in einer bestimmten, nutzungsabhängigen Weise herausgeformt und stabilisiert. Die von seinen Eltern gestalteten Entwicklungsbedingungen und die in der jeweiligen Herkunftsfamilie herrschenden Rahmenbedingungen haben also einen ganz entscheidenden Einfluss darauf, wie sich das Gehirn eines Kindes entwickelt.

Neues Wissen und neue Erkenntnisse, die etwas enthüllen, was bisher verborgen war und bestenfalls (von manchen Menschen) erahnt wurde, können Eltern helfen, ihre Kinder besser zu verstehen, ihre Bedürfnisse besser zu erkennen und Verantwortung für die Gestaltung ihrer Lebenswelt zu übernehmen. Sie verderben also weder die Freude noch nehmen sie den Zauber oder die Ehrfurcht vor dem, was jedes Kind ist: ein einzigartiges Geschenk und ein Wunder, das wir ein Stück weit auf seinem Weg ins Leben begleiten dürfen. Geahnt haben das Menschen, vor allem Eltern, schon immer. Das ist wohl auch der Grund dafür, dass fast alle Eltern – und manchmal auch die Hebammen und Geburtshelfer, meist auch die Großeltern – vor Rührung weinen, wenn ein Kind zur Welt gekommen ist. Auch dieses Phänomen haben die Hirnforscher inzwischen untersucht: Wir weinen immer dann, wenn die emotionalen Zentren in unserem Gehirn erschüttert werden. Das kann z. B. passieren, wenn wir etwas verlieren, was uns bisher geholfen hat, so zu werden und so zu sein, wie wir sind. Dann fließen die Tränen aus Trauer. Eine Erschütterung der emotionalen Zentren wird aber auch immer dann ausgelöst, wenn wir spüren, dass etwas passiert, was uns über uns selbst hinauswachsen lässt. Wenn wir ahnen, dass wir zu etwas Verbindung bekommen, was größer und mehr ist als das, was wir derzeit sind. Dann wird der gleiche Mechanismus im Hirn in Gang gesetzt, aber die Tränen fließen jetzt aus Rührung, Dankbarkeit und Freude. Das Wissen darüber, wie die Tränen zustande kommen, ändert nichts an dem Gefühl, dass die Geburt eines Kindes etwas Wunderbares ist. Aber man kann neues Wissen auch nutzen, um das, was bisher rätselhaft und geheimnisvoll war, zu verstehen. Immer dann, wenn es uns gelingt, etwas mehr über einen anderen zu erfahren und ihn besser als bisher zu begreifen, entsteht ein auf diesen anderen Menschen gerichtetes Gefühl – Mitgefühl. Es gelingt uns dann besser, uns in den anderen hineinzuversetzen, dessen Art, zu sein, auch seine Probleme und Schwierigkeiten nachzuempfinden. Erst so wird es uns möglich, zu erkennen, wie wir ihm auf seinem Weg helfen können, was er braucht, um seinen Weg zu finden. Erst dann sind wir wirklich in der Lage, das aus dem Weg zu räumen oder zu vermeiden, was ihn in Gefahr bringen könnte. Das gilt für unseren Umgang mit Kindern, das gilt aber auch für unseren Zugang zu Schwangerschaft und Geburt. Wenn es tatsächlich so ist, dass wir Eltern sind »von Anfang an«, dann ist es notwendig, mehr über diese frühe Entwicklungsphase zu erfahren. Denn nur so kann es gelingen, uns in die verborgene Welt des ungeborenen Kindes einzufühlen und die Herausforderungen der Elternschaft zu meistern.

Eltern zu sein ist heutzutage nicht gerade einfach. Die Welt, in der wir leben und in die unsere Kinder hineingeboren werden, verändert sich inzwischen in einem atemberaubenden Tempo. Nie zuvor hatten, zumindest bei uns, so viele Kinder so viele Möglichkeiten wie heute, ihre Neigungen und Begabungen zu entfalten, sich so viel Wissen und so viele unterschiedliche Fähigkeiten und Fertigkeiten anzueignen. Aber unsere und damit auch ihre Welt ist nicht nur vielfältiger und bunter, sie ist auch unruhiger und unsicherer geworden. Mit all dem, was ihre Eltern und Großeltern noch wissen und können und was ihnen noch geholfen hat, sich im Leben zurechtzufinden, können die in die heutige Welt hineinwachsenden Kinder immer weniger anfangen. Immer schneller wandeln sich von Generation zu Generation die Vorstellungen von dem, worauf es im Leben ankommt. Das gilt nicht nur für die Gestaltung des eigenen Lebensweges, sondern auch für die Versuche von Eltern, ihre Kinder auf diesem Weg ins Leben zu begleiten und ihnen dabei all das mitzugeben, was sie dafür später einmal brauchen. Je stärker aber das Ziel dieser Reise, auf der Eltern ihre Kinder begleiten, im Nebel einer ungewissen Zukunft verschwimmt, desto größer wird die Gefahr, dass sich zunächst die Eltern und dann auch ihre Kinder dabei verirren und einander verlieren. Manche Eltern versuchen deshalb – wie schon ihre Eltern und deren Eltern – den immer wieder aufsteigenden Nebel wegzublasen und damit das Ziel der Reise wieder deutlich sichtbar zu machen. Andere hoffen, ihre Kinder durch das Aufstellen von auch bei dichtem Nebel noch weithin sichtbaren Wegweisern auf den rechten Weg zu lotsen. Aber es gibt auch immer mehr Eltern, die das wahre Geheimnis einer gelingenden Erziehung entdecken, vielleicht auch nur wiederentdecken: Sie versuchen nicht, ihre Kinder auf einen bestimmten, von ihnen vorgezeichneten Weg zu schicken, sondern sie bemühen sich darum, ihnen dabei behilflich zu sein, diesen Weg selbst zu finden. Und sie sind bereit, sich selbst und ihre vorgefassten Ideen infrage zu stellen. Wenn sich Eltern und Erziehende gefühlsmäßig auf die Welt der Kinder einlassen – ganz gleich, ob es sich um das ungeborene Kind im Mutterleib, um Kleinkinder oder Jugendliche handelt –, dann wird nicht nur der Werdegang der Kinder optimal gefördert. Auch die Eltern lassen sich dann auf einen emotionalen Entwicklungsprozess ein, der ihr Leben bereichert.

Inzwischen wissen wir sehr viel über Schulkinder, über Kindergartenkinder, über Kleinkinder und über Säuglinge. All diese Erkenntnisse lassen sich in vier Sätzen zusammenfassen:

1. Kinder sind zu jedem Zeitpunkt ihrer Entwicklung weitaus kompetenter, als wir bisher angenommen haben.
2. Um sich optimal entwickeln zu können, brauchen sie die Erfahrung, willkommen zu sein und in den Eltern bzw. Pflegepersonen sichere Bindungspartner zu finden, die ihre Bedürfnisse in angemessener Weise beantworten.
3. Sie suchen sich ihren Weg und erschließen sich die Welt aus eigenem Antrieb; und wir können ihnen dabei Mut machen, ihnen mögliche Wege zeigen und sie unterstützen, wenn sie allein (noch) nicht weiterkommen und sich zurechtfinden.
4. Jeder Schritt auf dieser Entdeckungsreise wird durch all das bestimmt, was die Kinder im Verlauf ihres bisherigen Lebens bereits entdeckt und in ihrem Gehirn verankert haben.

Wirklich neu ist das, wovon dieses Buch handelt: All das gilt nicht erst nach, sondern ebenso bereits *vor der Geburt*. Das ganze Leben ist eine Entdeckungsreise. Vieles, was die Forscher in den letzten Jahren herausgefunden haben, spricht dafür, dass wir den spannendsten und aufregendsten Teil dieser Reise bereits hinter uns haben, wenn wir auf die Welt kommen.

Zwei

Aufbruch in eine unbekannte Welt

Wenn wir zu verstehen versuchen, was vor der Geburt im Mutterleib geschieht, so geht es uns dabei nicht viel anders als unseren Kindern, wenn sie sich durch Versuch und Irrtum in eine ihnen unbekannte Welt vortasten. Auch sie können dabei nur ganz allmählich, Schritt für Schritt, begreifen, was in dieser Welt geschieht und wie sie tatsächlich beschaffen ist. Dabei sammeln sie ihre ersten Erfahrungen, gewinnen immer neue Erkenntnisse. Und mit jeder neuen Erkenntnis beginnt das Bild, das sie sich von der Welt machen, in die sie hineinwachsen, ein wenig größer und umfassender zu werden. Die Welt, in die ein ungeborenes Kind hineinwächst, kennen wir nur bruchstückhaft. So können auch wir nur vermuten, wie es kommt, dass ein Kind in dieser intrauterinen Welt entsteht, und wie diese Welt beschaffen ist. Wir können versuchen, mithilfe von Messgeräten immer tiefer in diese Welt einzudringen und so immer besser sichtbar oder zumindest nachvollziehbar zu machen, was sich dort abspielt. Es gab aber Zeiten, in denen diese Möglichkeiten wissenschaftlichen Messens und Untersuchens noch nicht zur Verfügung standen. Und es gab zu allen Zeiten Menschen, die nicht davon überzeugt waren, dass all dieses vordringende Zerlegen überhaupt ein geeigneter Weg ist, um zu verstehen, was in den neun Monaten vor der Geburt eines Menschen wirklich passiert. Auch diese beiden Haltungen findet man bereits bei den Kindern. Vor allem kleine Jungen neigen dazu, alles, was sie interessiert, auseinanderzubauen und in seine Einzelteile zu zerlegen, um herauszufinden, wie es funktioniert. Im Gegensatz dazu kommen kleine Mädchen nur selten auf die Idee, ihrer geliebten Puppe den Bauch aufzuschlitzen, um zu untersuchen, wo die Stimme eigentlich herkommt. Die einen versuchen also, das Geheimnisvolle zu erklären, die anderen wollen es verstehen. Beide machen andere Erfahrungen und sammeln dabei unterschiedliches Wissen. Beides ist sinnvoll, und erst beides zusammen ermöglicht es uns, die Welt in ihrer Komplexität und Vielfalt zu verstehen. Das gilt auch für unsere Kenntnisse über Schwangerschaft und Geburt. Einerseits verfügen wir über die Ergebnisse wissenschaftlicher Forschungen. Andererseits gibt es aber auch uralte tradierte Mythen und Rituale, die diese Lebensphase in allen Gesellschaften beschreiben. Und schließlich existiert noch all das intuitive Wissen, das Mütter und Väter, Hebammen und Geburtshelfer über die Welt des ungeborenen Kindes gesammelt haben.

Vom Anfang des Lebens geht von jeher eine besondere Faszination aus, denn Schwangerschaft und Geburt sind Erfahrungen, die alle Menschen teilen. Obwohl wir uns nicht bewusst an vorgeburtliche Erlebnisse erinnern können, scheinen sie dennoch tief in unseren Körpern und Seelen verwurzelt zu sein. Bei den Naturvölkern kommt dies in vielen überlieferten Mythen und Ritualen zum Ausdruck. Im Kongo haben schwangere Frauen z. B. die Gewohnheit, ihrem Kind im Bauch immer wieder dasselbe Lied vorzusingen. Nach der Geburt erinnert es sich daran. Die vertrauten Töne beruhigen es und geben ihm Sicherheit. In Thailand geht man davon aus, dass das ungeborene Kind alles miterlebt, was in der Mutter vor sich geht. Deshalb sorgt man dafür, dass die Mutter während der Schwangerschaft vor allem positive Erfahrungen macht. Bei den Quiché in Guatemala wird im siebten Monat eine Zeremonie begangen, bei der die Mutter ihrem Kind im Bauch mit lauter Stimme erzählt, wie die Wälder, Berge und Flüsse, also die Landschaft und die Umgebung, aussehen, in die es bald hineingeboren wird. Es wird auf diese Weise willkommen geheißen und auf sein zukünftiges Leben vorbereitet.

Diese Bräuche helfen der Mutter, dem Vater und der Gemeinschaft, in der sie leben, eine Beziehung zu dem ungeborenen Kind aufzunehmen. Sie machen deutlich, dass die Zeit vor der Geburt eine Lebensphase ist, in der das sich entwickelnde Kind besonders verletzlich ist und besonderen Schutz braucht. In vielen ursprünglichen Gesellschaften wird das ungeborene Kind auch mit mystischen und religiösen Vorstellungen in Verbindung gebracht. Auf Java gilt es als Mystiker, der in seiner Höhle meditiert und sich dort seelisch auf die Welt vorbereitet. Bei anderen Naturvölkern wird das ungeborene Kind als Wesen zwischen »Himmel und Erde« angesehen: eng verwoben mit der Welt der Götter und Ahnen und besonders in den ersten Lebenswochen gefährdet, wieder in die mystische Welt zurückgerufen zu werden.

Vorstellungen über Schwangerschaft und Geburt sind Vorstellungen über Sein oder Nichtsein. Das ist kein Wunder. Kinder zu haben ist nicht nur für Menschen aus Naturvölkern eine existenzielle Notwendigkeit. Ohne Kinder kann keine Gemeinschaft überleben. Die Geburt ist außerdem eine potenziell lebensgefährliche Angelegenheit. Leben und Tod sind dabei untrennbar miteinander verbunden. Dies spiegelt sich auch in kulturellen Überlieferungen wider. Viele göttliche Mutterfiguren, wie z. B. die keltische Göttin Morrigan, herrschen über das Leben, aber auch über den Tod. Sie haben gleichzeitig Leben spendende, aber auch Leben vernichtende Qualitäten. Ein weitverbreitetes Motiv in Mythen und Märchen ist die Geschichte des Helden, der von einem Tier oder einem Fabelwesen verschlungen wird und in dessen Bauch gefangen ist. Durch todesmutige Taten kann der Held sich schließlich aus dieser Lage wieder befreien. Auch Schreckensbilder der »Hölle« werden mit dem Leben im Mutterleib assoziiert und sind scheinbar Teil unseres kulturellen Erbes. Auf der anderen Seite werden diesem vorgeburtlichen Lebensraum aber auch »himmlische« Qualitäten zugeschrieben: Es ist ein paradiesischer Ort der Rundumversorgung, nach dem sich jeder Mensch zurücksehnt; ein heiliger Ort sogar, in dem, wegen der Nähe zum Göttlichen, höchstes Glück und Ergriffenheit herrschen. In den bronzezeitlichen ägäischen Kulturen ist vielfach belegt, dass die Toten in fötaler Stellung hockend beigesetzt wurden: Der Verstorbene hat seinen Lebenszyklus durchlaufen und macht sich sozusagen bereit für seine Wiedergeburt.

Leben und Tod gehören zusammen. Schwangerschaft und Geburt erinnern uns daran. Die Verbindung von Leben und Tod macht ihre Faszination aus und lässt uns gleichzeitig erschaudern. Sie erinnern uns daran, dass wir das Geheimnis des Lebens nie ganz lüften können, dass wir es nie ganz unter Kontrolle bekommen werden. Unsere Vorfahren versuchten, ihre Gefühle angesichts dieser existenziellen Erfahrungen mithilfe von Mythen und Ritualen in den Griff zu bekommen. Auf den ersten Blick scheint dies für uns aufgeklärte Menschen ein fragwürdiger Zugang zu sein. Dennoch sind wir den Gefühlen und Ängsten unserer Vorfahren wahrscheinlich näher, als uns lieb ist. Auch wir brauchen Mittel und Wege, um uns angesichts der existenziellen Bedeutung von Schwangerschaft, Geburt und Tod emotional sicher zu fühlen. Vielleicht suchen wir diese Sicherheit deshalb in unseren »modernen Mythen«; in der Machbarkeit des Glücks und der Kontrollierbarkeit des Lebens und der Gesundheit durch wissenschaftlich-technischen Fortschritt.

Wie die vielen Mythen und Rituale in den verschiedenen Kulturen entstanden sind, weiß heute niemand mehr. Wem wir aber unser heutiges Wissen über die vorgeburtliche Entwicklung und über die während der Schwangerschaft ablaufenden physiologischen Prozesse, angefangen bei der Befruchtung bis hin zur Geburt, verdanken, ist – wenn auch bisweilen nicht namentlich, so doch zumindest von der Geschlechtszugehörigkeit – zweifelsfrei belegt: Es waren (und sind noch heute überwiegend) Männer. Als sie die ersten Mikroskope entwickelt hatten und damit auch das sichtbar machen konnten, was ihren Anteil an der Befruchtung ausmachte, nannten sie die in ihrem Ejakulat herumschwimmenden Samenfäden »Spermatozoen«, was aus dem Griechischen übersetzt »Samentierchen« heißt. Im Kopfteil dieser kaulquappenartigen Gebilde glaubten sie damals einen zwar noch sehr winzigen, aber doch schon vollständig ausgebildeten, zusammengekauerten Menschen zu erkennen. Als sie herausgefunden hatten, dass bei der Befruchtung eine solche männliche Samenzelle mit einer Eizelle der Frau verschmilzt, schien die Aufgabe dieser Eizelle ebenfalls klar. Sie – und nachfolgend die Plazenta – lieferte die Nährstoffe, die gebraucht wurden, damit der im Spermakopf komplett vorgebildete Miniaturmensch zu einem richtigen Kind und später zu einem richtigen Menschen – möglichst einem Mann – heranreifen konnte.

Zum Glück wurden die Mikroskope mit der Zeit immer präziser, sodass man damit immer genauer in die Spermienköpfe hineinschauen konnte. So blieb von der ursprünglichen und bis dahin allgemein geteilten Vorstellung, dass dort ein präformiertes Menschlein auf seine Ernährerin wartete, nicht mehr viel übrig. Das Spermium erwies sich vielmehr als eine sehr speziell aufgebaute Zelle. Der Kopf war gewissermaßen der Zellkern und enthielt die hochkomprimierten Chromosomen, also die Erbsubstanz, spiralig aufgewickelte Nukleinsäureketten, an Kerneiweiße, sogenannte Histone, gebunden. Das ganze Arrangement einer solchen Spermienzelle war recht beeindruckend. Unter dem Mikroskop ließ sich am Kopf eine lange Geißel zur Fortbewegung erkennen, am Geißelansatz lag eine Batterie gebündelter Mitochondrien, die als Energiemotoren für den Antrieb der Geißel sorgt. Das auf dem Kopf als Kappe aufsitzende Achrosom erwies sich als ein kleiner, mit Enzymen gefüllter Container, die zur Auflösung der Zellmembranen bei der Befruchtung führten. Ins Innere der Eizelle gelangt allerdings nur der Kern bzw. die darin enthaltenen Chromosomen mit der Erbsubstanz, der DNA. Das war, gemessen an dem, was die mütterliche Eizelle mitbrachte – nämlich das komplette Equipment, das eine funktionsfähige Zelle braucht, damit sie wachsen und sich teilen kann –, recht dürftig.

Trotz dieses eher bescheidenen Beitrages der Spermien zu dem, was später ein Kind wird, war vorerst keine vollständige Revision des bisherigen (männergemachten) Weltbildes notwendig. Denn inzwischen – das war etwa in den 50er-Jahren des vergangenen Jahrhunderts – war es (anderen Männern) gelungen, nachzuweisen, dass diese von den Spermien mitgebrachten DNA-Fäden das Entscheidende waren, worauf es bei der Befruchtung (und vor allem für die Vererbung der in diesen DNA-Strängen codierten, vom Vater in die befruchtete Eizelle eingebrachten Anlagen) ankam. Jetzt war die Welt wieder in Ordnung, denn – auch das hatten die (vorwiegend männlichen) Forscher bald herausgefunden – aus der so befruchteten Eizelle entwickelte sich anschließend, von den im Zellkern verschmolzenen väterlichen und mütterlichen Erbanlagen gesteuert, sozusagen »programmgemäß« zunächst ein Embryo und daraus dann das geburtsreife Kind. Vorausgesetzt, die Schwangere war gesund, rauchte nicht und trank keinen Alkohol, ernährte sich vernünftig und nahm keine Missbildungen verursachenden Medikamente ein, konnte nun eigentlich nichts mehr schiefgehen. Nach der Geburt kamen dann die Verwandten und fanden, der oder die Kleine habe dies und das doch ganz offenbar vom Vater geerbt.

Diese Vorstellung vom automatischen »Abspulen« der im Kern der befruchteten Eizelle enthaltenen Erbinformationen bestimmte das Denken und Handeln nicht nur von Ärzten und Forschern, sondern auch weiter Kreise der Bevölkerung in den hoch entwickelten Industriegesellschaften bis zum Ende des vergangenen Jahrhunderts. Der bereits vor dem Zweiten Weltkrieg entstandene genetische Determinismus hatte damit auch den Bereich der vorgeburtlichen Entwicklung des Menschen erfasst. Alles, was bisher noch im Dunkeln verborgen war, schien nun durch die Entschlüsselung, Sequenzierung und Kartierung des menschlichen Genoms bis in alle Einzelheiten aufklärbar. Zu Beginn des 21. Jahrhunderts war es dann endlich so weit: Das gesamte die menschliche Entwicklung steuernde genetische Programm war durchsequenziert. Die Begeisterung war groß, und die Abfolge der vier verschiedenen Nukleinbasen, die den genetischen Code des Menschen darstellte, wurde sogar in manchen Tageszeitungen als Aneinanderreihung der vier Anfangsbuchstaben dieser Nukleinbasen, A, G, T und C, abgedruckt.

Doch die Ernüchterung folgte auf dem Fuße. Die DNA-Sequenz des Menschen erwies sich als zu fast 99 Prozent identisch mit der von Schimpansen, und mit etwa 30.000 Genen besaß der Mensch offenbar nicht viel mehr genetische Anlagen als ein Wurm. Die DNA-Analyse fossiler Überreste unserer frühen Vorfahren ergab zudem, dass sich am menschlichen Genom seit etwa 100.000 Jahren praktisch nichts mehr verändert hatte. Wäre also alles, was wir heute sind und was wir können, tatsächlich so genau von unseren Genen gesteuert, würden wir noch heute auf den Bäumen sitzen, könnten uns kaum sprachlich verständigen, würden noch immer Faustkeile schlagen, wilde Tiere erlegen und essbare Früchte, Beeren und Wurzeln suchen. Offenbar legen die genetischen Programme nicht fest, was wir sind, sondern bestenfalls, was aus uns werden könnte. Gelänge es, eine damals befruchtete Eizelle aufzufinden und sie einer heutigen Frau, sozusagen als Leihmutter, einzupflanzen, so wäre das von ihr ausgetragene und aufgezogene Wesen nicht von uns heute lebenden Menschen zu unterscheiden. Ein solcher Mensch würde so sprechen wie wir, hätte lesen, schreiben und rechnen gelernt, so wie wir, und würde sich in unserer heutigen Welt ebenso gut oder schlecht zurechtfinden wie wir.

So ziemlich alles, was uns heute so selbstverständlich erscheint, worauf wir stolz sind, was uns als Menschen auszeichnet – der aufrechte Gang, unsere Sprache, die Mimik und Gestik, mit der wir uns verständigen und unsere Gefühle zum Ausdruck bringen –, all das ist also nicht durch genetische Programme gesteuert, sondern wird von den in unsere heutige Welt hineinwachsenden Kindern erst von den Eltern übernommen und gelernt. »Transgenerationale Weitergabe erworbener Eigenschaften« nennen die Forscher diesen Prozess der Übertragung von Fähigkeiten und Fertigkeiten von einer Generation zur nächsten.

Vor allem Hirnforscher waren von der enormen Plastizität und Lernfähigkeit des menschlichen Gehirns fasziniert. Sie konnten zeigen, dass Kinder bereits lange vor der Geburt in der Lage sind, zu lernen. Sie sammeln bereits eigene Erfahrungen über die Beschaffenheit ihrer intrauterinen Lebenswelt und verankern diese in ihrem Gehirn in Form bestimmter Verschaltungsmuster der sich dort entwickelnden Nervenzellen und synaptischen Verbindungen. All das, was ein Neugeborenes an Fähigkeiten und Fertigkeiten mit auf die Welt bringt, hat es also im Mutterleib bereits in der einen oder anderen Weise kennengelernt, sich angeeignet und geübt. Genau genommen, so lautet eine der wichtigsten Erkenntnisse der Hirnforscher und Entwicklungspsychologen, ist das Gehirn eines Kindes so beschaffen, dass es gar nichts wirklich Neues zu lernen imstande ist. Es kann immer nur etwas Neues zu dem bereits vorhandenen Wissen und den bereits entwickelten Fähigkeiten hinzulernen. Neues muss also immer an bereits Vorhandenes anknüpfbar, assoziierbar sein. Das gilt natürlich auch schon für all jene Lernprozesse, die vor der Geburt stattfinden.

Seitdem sich diese neue Erkenntnis unter den Forschern durchzusetzen und allmählich auch in der Öffentlichkeit zu verbreiten beginnt, erscheint die Phase, die ein Mensch vor seiner Geburt durchläuft, in einem völlig neuen Licht: Alle Kinder kommen nicht nur deshalb mit ähnlichen Fähigkeiten und Fertigkeiten zur Welt, weil ihre genetischen Anlagen weitgehend identisch – eben für den Menschen typisch – sind. Sie gleichen sich auch deshalb, weil sie alle aus einer für alle Menschen typischen intrauterinen Welt kommen. In dieser Welt haben sie alle ähnliche Bedingungen vorgefunden und prinzipiell ähnliche Erfahrungen gemacht. Deshalb ist auch ihr Gehirn, wenn sie zur Welt kommen, entsprechend ähnlich strukturiert.

Aber auch wenn diese vorgeburtliche Welt im Mutterleib, die mitgebrachten genetischen Anlagen und die sich in dieser Welt abspielenden Entwicklungsprozesse im Großen und Ganzen für alle Menschen weitgehend gleich – also für alle Menschen typisch – sind, so sind sie doch nicht für jedes Kind identisch. Im Gegenteil, jedes Kind besitzt seine eigenen, nur einmal in dieser Weise aus väterlichem und mütterlichem Genom zusammengewürfelten Erbanlagen. Jedes Kind entfaltet diese in der befruchteten Eizelle mitgebrachten Anlagen in einer intrauterinen Welt, die nur einmal in dieser Weise gegeben ist. Bei jeder Schwangerschaft sind die Befindlichkeit, die Lebensumstände und der Körper der Mutter zwangsläufig etwas anders beschaffen. Deshalb durchläuft auch jedes ungeborene Kind die sich im Verlauf seiner Entwicklung abspielenden inneren Strukturierungs- und Formungsprozesse in einer nur einmal möglichen, also unwiederholbaren Weise. Jedes Kind ist daher also zu jedem Zeitpunkt seiner Entwicklung ein einzigartiger Mensch.

Natürlich kann es bestimmte Erbanlagen oder Kombinationen von Erbanlagen geben, die die gesamte weitere Entwicklung des Embryos und des aus diesem Embryo entstehenden Kindes in eine bestimmte Richtung lenken. Aber ebenso können die vor der Geburt ablaufenden Entwicklungsprozesse durch eine ganz besondere Beschaffenheit der Welt, in der sich dieser Embryo zu einem geburtsreifen Kind entwickelt, in eine ganz bestimmte Richtung gelenkt werden. Auf der Grundlage dieser neuen Erkenntnisse hat sich nun endlich, zu Beginn des neuen Jahrtausends, die alte Streitfrage, was bei einem neugeborenen Kind nun »vererbt« oder aber »erworben« sei, als eine von Anbeginn dieses Streits falsch gestellte Frage erwiesen: Nicht alles, was »angeboren« ist, muss auch wirklich »vererbt« sein, und manche Eigenschaften, Fähigkeiten und Fertigkeiten, mit denen unsere Kinder zur Welt kommen und die auf den ersten Blick so aussehen, als seien sie »vererbt«, können vorgeburtlich »erworben« sein.

Drei

Die Lebenswelt des ungeborenen Kindes

Der starre Blick auf die Gene hat fast ein ganzes Jahrhundert lang die Sicht verstellt und uns daran gehindert, zu erkennen, wie komplex und faszinierend das Wechselspiel von genetischen Anlagen und Umweltfaktoren eigentlich ist. Er hat auch davon abgelenkt, darüber nachzudenken, was eigentlich gemeint ist, wenn wir von »Umweltfaktoren« sprechen. Sie müssen irgendetwas mit der Mutter und ihrem Organismus zu tun haben, das war wohl allen klar. Dennoch hat die Person, die das ungeborene Kind neun Monate lang austrägt, bisher nur wenig Beachtung gefunden. Das gilt auch für ihren Partner. Es ist an der Zeit, den werdenden Eltern nicht nur mit naturwissenschaftlichem Interesse zu begegnen, sondern mit ein wenig Einfühlung und Verständnis für ihre innere Situation. Immerhin bilden sie nicht nur die physische, sondern auch die emotionale Matrix, in die sich das ungeborene Kind hineinentwickelt.

Die Mutter – das erste Zuhause

Die Gebärmutter, das erste Zuhause des ungeborenen Kindes, ist Teil des komplexen körperlichen, psychischen und sozialen Systems »Mutter«. Und die werdende Mutter ist nun einmal ein lebendiges

Wesen, eine Frau, die atmet, isst, trinkt, verdaut; die auf ihre Art auf Belastungen und Herausforderungen reagiert, die Hormone ausschüttet, die sich entspannen kann oder chronisch angespannt ist; die gesund oder krank ist; die liebt, sich ängstigt, wütend, verwirrt, nervös oder ruhig ist, sich sicher oder bedroht fühlt, leidet oder zufrieden ist. Die Gebärmutter ist also Teil des beseelten, lebendigen mütterlichen Organismus.

Aber die werdende Mutter ist selbst wiederum nur Teil des komplexen Systems, in dem sie lebt, das Einfluss auf sie nimmt, auf das sie reagiert und das sie zu bestimmten Reaktionen veranlasst. So haben die sozioökonomischen und politischen Bedingungen einen entscheidenden Einfluss auf das Wohlbefinden der Schwangeren. Ist sie finanziell versorgt oder muss sie um ihre Existenz und die ihres zukünftigen Kindes bangen? Lebt sie unter einigermaßen sicheren Lebensumständen oder ist sie auf der Flucht vor Krieg und Verfolgung? Passt das Kind in ihre Lebensplanung? Ist sie alt genug, um die emotionale und praktische Herausforderung, die ein Kind mit sich bringt, anzunehmen? Oder ist sie womöglich zu alt dafür, weil andere Lebensaufgaben für sie im Vordergrund stehen? Auch der sozioökonomische Status der Schwangeren wirkt sich zwangsläufig auf die Qualität der pränatalen Entwicklung aus. Inzwischen wissen wir nicht nur, dass Frauen, die Hunger leiden, weniger fruchtbar sind, sondern auch, dass Frauen, denen es finanziell besonders gut geht, weniger Kinder bekommen. Der Organismus ist eben keine Maschine. Er reagiert auf die äußeren Umstände.

Ebenso bedeutsam für die Lebenswelt des ungeborenen Kindes ist die Qualität der Beziehung, die seine Eltern miteinander leben. Vielleicht hegen die Eltern einen tiefen Wunsch nach einem Kind, vielleicht hat dieser Wunsch aber auch die Funktion, eine emotionale Leere zu füllen, den Partner an die Beziehung zu binden oder sie gar zu retten. Bisweilen soll das Kind einen Lebenstraum der Eltern verwirklichen oder Leistungen erbringen, die zu erfüllen sie selbst nie in der Lage waren. Auch diese Umstände haben Auswirkungen auf die Welt, in der sich das betreffende Kind zurechtfinden muss. Macht es gar einen Unterschied, ob das Kind in Liebe in einer intimen und stabilen Beziehung gezeugt wurde oder aus einem dringenden Bedürfnis nach Nähe, aus dem Wunsch, den Partner an sich zu binden, aus bloßer Lust, aus Desinteresse, Nachlässigkeit, aus Schuld, Rache, Wut, vielleicht sogar aus Gewalt? Wie wirkt sich all das aus?

Die meisten Menschen verfügen über ein intuitives Wissen über die weitreichenden körperlichen und emotionalen Veränderungen, die eine Schwangerschaft mit sich bringt. Besonders für eine Frau, die ihr erstes Kind erwartet, ist die Zeit der Schwangerschaft auch eine Vorbereitungszeit auf die Mutterschaft. Schließlich wird ja nach neun Monaten nicht nur ein Kind, sondern auch eine Mutter »geboren«. Glücklicherweise hat sie die ganze Schwangerschaft über Zeit, sich darauf vorzubereiten. Denn es ist eine große Herausforderung, alle Veränderungen, die in ihr und um sie herum vorgehen, in Einklang zu bringen. Oft verändert sich die ganze bisherige Lebenssituation: Sie heiratet vielleicht oder zieht mit dem Vater des Kindes zusammen; häufig ändert sich auch die berufliche Situation. Nicht zu vergessen sind auch die starken körperlichen Umstellungen: Immerhin steigt der Östrogenspiegel um das 1.000-Fache, und der gesamte Stoffwechsel stellt sich um. Der Körper muss ja für eine optimale Versorgung des Kindes sorgen. Das Herz schlägt rascher, die Atmung wird schneller, das Gewicht steigt, die Brüste werden größer, bei manchen Frauen wächst, bei anderen verringert sich die Lust auf Sexualität, und manche bekommen sogar mitten in der Nacht Appetit auf Rollmöpse.

Die Psyche hat in der Zeit der Schwangerschaft auch einige Turbulenzen zu verarbeiten. Neben der intensiven Freude und den Glücksgefühlen, die Frauen häufig empfinden, wenn sie schwanger sind, wird die Schwangerschaft von vielen Frauen auch als eine emotional sensibilisierende Zeit erlebt. Mit ihr gerät innerlich so viel in Bewegung, dass Frau manchmal nicht mehr weiß, wer sie eigentlich ist: Die, die sie bisher war, ist sie jetzt nicht mehr, und das, was sie werden wird, liegt noch im Dunkeln. Frauen, die im Berufsleben immer ihren »Mann« gestanden haben, sehnen sich z.B. auf einmal nach Häuslichkeit, Innerlichkeit und viel Zeit für sich und das Baby. Die hormonelle Vorbereitung auf die Mutterschaft konfrontiert die Frau mit einer gehörigen Portion »Weiblichkeit«. Mit »Weiblichkeit« und »Mütterlichkeit« sind dabei psychische Qualitäten gemeint wie die Fähigkeit, sich noch besser als bisher auf eine andere Person einstimmen zu können und Gefühlskontakt mit ihr aufzunehmen, die Bereitschaft, eigene Bedürfnisse für eine Weile zurückzustellen und sich mehr um die Innenwelt als um die Außenwelt zu kümmern. Liebesgefühle werden dann oft wichtiger als Bedürfnisse nach Autonomie, Selbstbehauptung und Selbstverwirklichung.

Es kommt nicht von ungefähr, dass sich diese emotionalen Reaktionen in der Schwangerschaft verstärken. Sie sind biologisch und psychologisch geradezu notwendig, denn sie werden für den Aufbau der Beziehung zwischen Mutter und Kind gebraucht. Das Baby verlangt in den ersten Monaten seines Lebens bei Tag und Nacht fast durchgängig ungeteilte Aufmerksamkeit. Es braucht also eine Mutter (und auch einen Vater) mit der Bereitschaft, sich emotional auf es einzustellen, seine Bedürfnisse wahrzunehmen und so gut wie möglich zu befriedigen. Auf der anderen Seite stellt diese Portion »Mutterinstinkt« eine nicht immer leicht zu bewältigende Herausforderung für die Frau dar. Sie passt vielleicht nicht zu ihrem Selbstbild als einer selbstständigen, selbstbewussten und emanzipierten Frau, einer Frau, die ihr Geld selbst verdient und beruflich Karriere macht. Für die werdende Mutter stellt sich daher die Aufgabe, diese weiblichen Qualitäten in ihr äußeres und inneres Leben zu integrieren. Das ist nicht immer einfach. Es ist auch nicht immer möglich (oder gewollt), die berufliche Tätigkeit an die neue innere Situation anzupassen. Auch der Partner muss bereit sein, unbekannte Seiten seiner Frau zu akzeptieren und ihnen Raum zu geben. Diese Integration neuer emotionaler Qualitäten in die eigene Identität bedeutet also eine nicht zu unterschätzende Herausforderung. Immer dann, wenn der Psyche Veränderungen abverlangt werden, »sucht« sie gewissermaßen nach ähnlichen Erfahrungen in der Vergangenheit, um sich daran orientieren zu können. Daher ist es ziemlich wahrscheinlich, dass bei der Frau in dieser Zeit mehr oder weniger vage Gefühle und vielleicht sogar bewusste Erinnerungen auftauchen, die vor allem mit der »Mütterlichkeit« ihrer eigenen Mutter zu tun haben. Diese Erfahrungen sind in ihrem Körper und ihrer Psyche gespeichert und beeinflussen in vieler Hinsicht die Art und Weise, wie sie mit dem eigenen Kind umgeht. So kann es Frauen, die als Baby keinen liebevollen Körperkontakt erlebt haben, bisweilen schwerfallen, dem eigenen Kind mit körperlicher Nähe zu begegnen. Auf der anderen Seite kann die Erinnerung an positive Erfahrungen mit der eigenen Mutter zu einer wichtigen Ressource werden, die der Frau den natürlichen Zugang zu ihrer eigenen Mutterschaft erleichtert. Allerdings führen widrige Kindheitserfahrungen nicht zwangsläufig zu problematischen Verhaltensweisen im Erwachsenenalter. Die Entwicklung des Menschen über seine gesamte Lebenszeit ist sehr komplex, und glücklicherweise ist das Gehirn in der Lage, zeitlebens hinzuzulernen und neue, also auch positive Erfahrungen zu verankern und zu integrieren.

Gerade die mit der Schwangerschaft einhergehende emotionale Sensibilisierung bietet eine einzigartige Chance zur psychischen Weiterentwicklung. Die Psyche stellt sich gewissermaßen auf ihre neuen Aufgaben ein und »öffnet sich« daher ein Stück weit. Es kann zum Beispiel sein, dass die werdende Mutter sich im Laufe der Schwangerschaft wieder mehr der eigenen Mutter annähert und versöhnende Kontakte möglich werden. Es ist auch möglich, dass sie innerlich ruhiger wird und nach Wegen sucht, um auf reife, erwachsene Art im Leben zu stehen. Möglicherweise kommt es auch zu einer Vertiefung der Liebesbeziehung zum werdenden Vater. Auf der anderen Seite können bisweilen auch negative innere Bilder auftauchen, die die Schwangerschaft emotional zu einer Krisenzeit werden lassen: starke Gefühle von Stress und emotionaler Überforderung, die oft gar nicht direkt zuzuordnen sind und die die betroffene Frau nicht selten durch Rauchen, Trinken oder anderes Suchtverhalten im Zaum zu halten versucht. Intensive Einsamkeits- und Abhängigkeitsgefühle können ebenso auftauchen wie Ängste, die sogar Panikcharakter haben können. Auch die Entstehung psychischer Symptome, wie Depression, zwanghaftes Verhalten und Psychosen, oder der Ausbruch somatischer Krankheiten ist in dieser Phase in Einzelfällen möglich.

Solche Extreme sind zwar sehr selten, aber wahrscheinlich durchlebt jede Frau während der Schwangerschaft Phasen von Unsicherheit, in denen Ängste und Sorgen in den Vordergrund rücken. Meist richten sich die damit einhergehenden Vorstellungen und Fantasien auf das Kind und dessen Wohlergehen: Das Kind könnte krank oder missgebildet sein oder im Mutterleib Schaden erleiden. Bei der Entbindung könnten Komplikationen auftreten, Früh- oder Totgeburt droht etc. Und natürlich fallen hierunter auch all die Sorgen und kritischen Gedanken über eigene Unzulänglichkeiten: Bin ich gut genug für mein Kind, obwohl ich mich nicht immer gesund ernähre und ziemlich gestresst bin? Ertrage ich die Geburtsschmerzen? Werde ich eine gute Mutter für mein Kind sein? Zusammen mit all den eher positiv gefärbten Bildern, wie das Kind aussehen wird, welche Qualitäten es haben wird, ob es ein Junge oder Mädchen ist, wie wunderschön es sein wird, das Kind in den Armen zu halten etc., haben auch diese negativen Bilder eine Funktion. Sie tragen dazu bei, die werdende Mutter auf ihre neue Rolle vorzubereiten. Indem sie alle

Eventualitäten vorher in Gedanken durchspielt, kann sie, falls erforderlich, auch schneller Lösungen finden. Wenn die Ängste allerdings zu viel Raum einnehmen, zu wenig relativiert werden durch positive Vorstellungen über das Wohlergehen des Kindes und das eigene Muttersein, dann braucht die Schwangere Unterstützung durch Menschen, die Sicherheit und Ruhe ausstrahlen und ihr dabei helfen, sich wieder zu stabilisieren. Die Schwangerschaft ist eben nicht nur eine Zeit von »himmelhoch jauchzend«, sondern auch manchmal von »zu Tode betrübt«.

Wenn das Wissen über diese mit der Schwangerschaft einhergehenden emotionalen Veränderungen in unserer Gesellschaft stärker verbreitet wäre, könnten viele werdende Eltern wahrscheinlich besser damit umgehen. Sie würden sich dann vielleicht leichter auch diesen schwierigen Gefühlen stellen. Weil wir es nicht gewohnt sind, unsere Ängste bewusst wahrzunehmen und uns mit ihnen auseinanderzusetzen, vertrauen wir lieber dem Mythos der Machbarkeit und Kontrollierbarkeit, der von der modernen Medizin und Geburtshilfe vermittelt wird. So haben pränatale Tests z. B. nicht zuletzt die Funktion, uns ein Gefühl der Sicherheit zu geben, damit wir unsere Ängste im Zaum halten können. Leider handelt es sich dabei meist um ein Gefühl der Sicherheit, das »von außen« kommt. Es versperrt aber den Zugang zu den eigenen Gefühlen und Impulsen. Weil so viele Menschen verlernt haben, ihre Aufmerksamkeit nach innen und damit auch auf das intensiv körperliche-emotionale Geschehen der Schwangerschaft zu richten, verpassen sie die Chance, sich diesem Geschehen hinzugeben. Damit schwächen sie als werdende Eltern unter Umständen auch den Kontakt zu sich selbst und die intensiven Gefühle der Verbindung zu ihrem Kind und ihren eigenen Lebensprozessen; Gefühle, die meist mit tief empfundener Ruhe, Glück und Befriedigung einhergehen.

So hat auch die Art und Weise, wie Ärzte, Hebammen, Wissenschaftler, Politiker und andere gesellschaftliche Kräfte die Schwangerschaftsvorsorge und die Geburtshilfe gestalten, Einfluss auf die Welt und auf die emotionale Matrix, in die sich das ungeborene Kind hineinentwickelt. Anders als in vielen Ländern dieser Erde gibt es bei uns feste Standards und Regeln hierfür. Sie sind ein großer Segen und haben entscheidend dazu beigetragen, dass die Geburt in unserer Gesellschaft im Allgemeinen keine lebensgefährliche Angelegenheit mehr ist. Wenn diese Schwangerschaftsvorsorge sich jedoch in erster Linie mit den rein medizinischen Aspekten von Schwangerschaft und Geburt beschäftigt, geraten die ganzheitlichen, psychosozialen und emotionalen Aspekte allzu leicht aus dem Blick. Die werdende Mutter wird dann mitunter mit ihren Gefühlen und ihren Schwierigkeiten alleingelassen. Nicht selten wirkt sich das ungünstig auf den Verlauf von Schwangerschaft und Geburt aus.

Auch der Vater gehört dazu

Natürlich hat auch der Partner Einfluss auf das Wohlergehen der Schwangeren. Aus entsprechenden Untersuchungen geht hervor, dass Frauen, die aus einer Partnerschaft mit einem missbrauchenden oder vernachlässigenden Ehemann kommen, im Vergleich zu anderen, die in einer sicheren und unterstützenden Ehesituation leben, ein doppelt so hohes Risiko haben, ein emotional oder physisch behindertes Kind auf die Welt zu bringen. Der Partner gehört also ebenfalls zur »Umwelt« des ungeborenen Kindes. Mit seiner Art, auf die Schwangerschaft und auf die sich wandelnde Beziehung zu seiner Frau zu reagieren, und nicht zuletzt durch seine Unterstützung in emotionaler und ökonomischer Hinsicht hat er großen Einfluss darauf, wie stark die schwangere Frau belastet ist. Seine eigene innere Haltung zum Kind wirkt sich auf die gesamte Beziehungsdynamik zwischen Eltern und Kind aus. Er ist eben nicht nur durch seine »Gene« an der Entwicklung des ungeborenen Kindes beteiligt.

Noch in der Generation unserer Eltern war es unüblich, dass der Vater an Erziehungsaufgaben beteiligt war. Er war vor allem für den Lebensunterhalt der Familie zuständig. Der Vater war außer Haus beschäftigt und galt innerhalb der Familie als »Autoritätsperson auf Abstand«. Heutzutage sieht die Rolle des Vaters auch emotionale Aufgaben vor. Wir wissen heute, wie wichtig die Beziehung des Vaters zum Kind für dessen psychische Entwicklung ist. Neben der intensiven gebärmütterlichen und nachgeburtlichen Mutter-Kind-Beziehung hat auch der Vater eine wichtige Funktion: die Brücke zu bauen von der nahen Beziehung zur Mutter hin zu Selbstständigkeit und Autonomie. Darüber hinaus ist er für seinen Sohn eine wichtige Identifikationsfigur mit Blick auf dessen Entwicklung einer Geschlechtsidentität. Für seine Tochter stellt er die erste Begegnung mit dem männlichen Geschlecht dar, durch die sie sich als werdende Frau erleben kann.

Während der Schwangerschaft, Geburt und der ersten beiden Lebensjahre ist für das Kind die Beziehung zur Mutter primär: Sie ist es, die das Kind neun Monate in ihrem Leib getragen hat, sie ist es, die es stillen kann und deren Körper und Stimme vertraut sind und Sicherheit bieten. Die Beziehung zum Vater ist demgegenüber sekundär. Das heißt aber nicht, dass sie unwichtig wäre. Der Vater ist von Anfang an Teil der emotionalen Matrix, in der sich das ungeborene Kind entwickelt – mit all seinen Vorstellungen über das Kind, seinen Wünschen und Ängsten, seinem »Ja« oder seinem »Nein« zu ihm, seiner Beziehung zur Mutter des Kindes und seiner Einschätzung der Lebenssituation, in der die Schwangerschaft eintritt: Wichtig ist auch, ob er die Rolle des Vaters mit den Verantwortlichkeiten und immerhin lebenslangen Verbindlichkeiten akzeptieren kann. Voraussetzung dafür ist der vollzogene Übergang von der Identität eines Jugendlichen zur

Identität eines erwachsenen Mannes. Voraussetzung ist auch, dass die eigene Familie nun emotional wichtiger ist als die Ursprungsfamilie, wodurch die eigenen Eltern aus ihrer Verantwortung entlassen werden und in aller Ruhe »Großeltern« werden können.

Die Beziehung zwischen den zukünftigen Eltern wird durch die Schwangerschaft in vielfältiger Weise beeinflusst. Der Mann muss sich daran gewöhnen, dass seine Frau »Mutter« wird, genauso wie sich die Frau daran gewöhnen muss, dass ihr Mann »Vater« wird. Veränderungen von Identität und Rolle gehen dabei nicht immer leicht vonstatten. Sie können z. B. durch alte innere Bilder belastet werden. Vielleicht entstehen beim Mann angesichts der sich entwickelnden Mütterlichkeit seiner Frau Ängste, dass sie so werden könnte wie seine eigene Mutter; dass sie genauso wenig Verständnis für seinen Freiheitsdrang aufbringen könnte wie seine Mutter. Oder die Frau projiziert auf einmal das Bild ihres abwesenden, arbeitsamen Vaters, der keine Zeit für sie hatte, auf ihren Mann, der nunmehr damit beschäftigt ist, seine neue Vaterrolle ernst zu nehmen und die finanzielle Grundlage für die Familie zu verbessern. Hinzu kommt, dass das Paar nicht nur mit sich selbst und seiner Beziehung ins Reine kommen muss, sondern auch noch Platz machen muss für den oder die Dritte im Bunde. Schon in der Schwangerschaft wird diese neue Situation gedanklich durchgespielt. Manche Eltern sind sehr gut in der Lage, sich das Zusammenleben zu dritt als bereichernd und befriedigend vorzustellen. Andere zermürben sich durch Rivalitäten und Eifersucht. Bei diesen Paaren gehört entweder das Kind gefühlsmäßig nur zu einem der beiden Eltern und der andere Elternteil wird abgewertet, oder aber der Beziehung zum Partner gilt die höchste Priorität und dem Kind wird demgegenüber kaum Platz eingeräumt. Die Fähigkeit, das Kind als dritte Person gedanklich in die eigene Beziehungswelt zu integrieren, ohne sich selbst oder den Partner aus der Beziehung zum Kind auszuschließen, ist außerordentlich wichtig.

Psychologische Untersuchungen belegen, dass Kinder von Paaren, die dazu schon während der Schwangerschaft in der Lage waren, im Kleinkindalter weniger aggressives Verhalten zeigen. Bei der Lösung von Konflikten sind diese Kinder flexibler und effektiver. Die Qualität der Dreierbeziehung zwischen Mutter, Vater und Kind stellt also von Anfang an eine wichtige Einflussgröße für die Persönlichkeitsentwicklung des Kindes dar.

Auch wenn der Vater der schwangeren Frau gegenüber im Nachteil ist, weil er das Kind nicht direkt in seinem Leib fühlen kann, so kann er dennoch mit ihm in Verbindung treten. Sobald die Bewegungen des Kindes spürbar sind, kann er zum Beispiel durch Berührung der Bauchdecke Kontakt mit ihm aufnehmen. Viele Väter berichten, dass sich das Kind zur Hand hinbewegt, als ob es seinerseits Kontakt suchen würde. Außerdem wissen wir, dass eine tiefe männliche Stimme besonders gut in die intrauterine Welt des Kindes vordringt, sodass man davon ausgehen kann, dass das Kind sich nicht nur an die mütterliche Stimme gewöhnt, sondern auch die Stimme des Vaters kennenlernt. Ansonsten geht der Kontakt zwischen Vater und Kind wahrscheinlich indirekt über das Erleben der Mutter vonstatten. Im Allgemeinen ist der Vater des Kindes die wichtigste Person, auf die sie sich bezieht. In emotional unsicheren Zeiten der Schwangerschaft kann er durch sein Verhalten ihr, dem Kind und der Lebenssituation gegenüber ein Fels in der Brandung sein. Natürlich kann er umgekehrt auch zu Angst und Stress beitragen. Das Gefühlsleben der Schwangeren wird also durch ihn nachhaltig beeinflusst und wirkt sich auf indirekte Weise auch auf das Kind aus.

Die Qualität der Vater-Kind-Beziehung hängt davon ab, ob er als Person in der Lage ist, sich empathisch in die Situation seiner Frau einzufühlen und auch gefühlsmäßig Kontakt mit seinem ungeborenen Kind aufzunehmen. Eigentlich braucht auch er dafür »Mutterinstinkte«, die es ihm ermöglichen, liebevoll und feinfühlig zu reagieren. Wunderbarerweise scheint der Organismus gerade dafür zu sorgen. Nicht nur die Frau reagiert nämlich auf die Schwangerschaft mit hormonellen Veränderungen, auch der Mann ist davon betroffen. Vor und nach der Geburt lassen sich in seinem Speichel erhöhte Werte von Prolaktin, Kortisol und Östrogen nachweisen, Hormone, die Umbauprozesse im Gehirn vorbereiten und mütterliches, fürsorgliches Bindungsverhalten stimulieren. Außerdem kann man bei Männern in den ersten Wochen nach der Geburt eine rapide Reduktion der Testosteronproduktion feststellen. Testosteron ist das männliche Sexualhormon, durch das der Mann motiviert wird, sich Sexualpartner zu suchen, um Macht und Status zu kämpfen und Risiken einzugehen – Eigenschaften, die nicht gerade zu den Erfordernissen der frühen Vaterschaft passen. Sinkt der Testosteronspiegel, kann er dagegen »weichere« Seiten an sich entdecken und sich dadurch besser in die Welt seines Kindes und seiner Frau einfühlen. Da die hormonellen Veränderungen beim Mann denen der Frau kurz vor und nach der Geburt ähneln, vermutet man, dass die Synchronisierung ihrer Physiologie durch die räumliche und emotionale Intimität zwischen den beiden Partnern zustande kommt. Möglicherweise stimuliert der Austausch von Geruchsstoffen (Pheromonen) diese Prozesse. Wie diese Informationsübertragung im Einzelnen funktioniert, weiß man jedoch noch nicht. Auf jeden Fall ist ersichtlich, dass auch der Mann nicht nur emotional, sondern auch körperlich »ein bisschen schwanger« ist. Auf diese Weise wird ihm gewissermaßen geholfen, sich auf seine Vaterschaft vorzubereiten.

Für manche Männer stellt dies eine große Herausforderung dar. Weiche, emotionale Seiten passen nach eigener Ansicht nicht zu ihrer Identität, und deshalb kann es vorkommen, dass sie sich dagegen mit aller Kraft wehren. Männer, die während der Schwangerschaft fremdgehen, ihre Frau verlassen oder sich dem Kind gegenüber ablehnend oder sogar gewalttätig verhalten, versuchen mitunter, diesen inneren

Konflikt durch Stimulation ihres Testosteronspiegels zu bekämpfen. Glücklicherweise gibt es jedoch immer mehr Männer, die sich nicht ihrer Empfindsamkeit schämen, sondern sie auf ihre eigene Weise mit ihrem Kind und ihrer Frau zum Ausdruck bringen. Ein junger Mann mit einem Baby im Tragetuch ist heute keine Seltenheit mehr. Die Gesellschaft gewöhnt sich allmählich an die »neuen Väter«. Für unsere Kinder ist diese Entwicklung auf jeden Fall ein Segen.

Körper und Seele – untrennbar eins

Die heutzutage in unserer Gesellschaft anzutreffenden Vorstellungen über die vorgeburtliche Entwicklung gleichen in vieler Hinsicht den Auffassungen, die noch vor wenigen Jahren über die Säuglingsphase verbreitet waren. Hier hat sich allerdings in den letzten Jahrzehnten das Wissen durchgesetzt, dass der Säugling ein sehr lebendiges Wesen ist, das aktiv auf seine Umgebung Einfluss nimmt, mit ihr in ständiger Interaktion steht und so das gemeinsame Geschehen und damit auch seine eigene Entwicklung mitbestimmt. Die Bindungsforschung und insbesondere die Säuglingsforschung belegen eindrucksvoll, wie »kompetent« der Säugling ist und wie wichtig seine ersten Erfahrungen für seine weitere psychische Entwicklung sind.

Zurzeit erleben wir, was unser Wissen über die vorgeburtliche Lebensphase betrifft, einen ähnlichen Paradigmenwechsel. Psychologische Aspekte der Schwangerschaft und Geburt werden, wissenschaftlich gesehen, allmählich salonfähig. Die Forschungsergebnisse von Neurobiologen, Psychologen, Stressforschern und Verhaltensbiologen fügen sich wie ein Puzzle zusammen und ergeben das Bild eines ungeborenen Kindes, das schon im Mutterleib eine psychische Entwicklung durchläuft. Dieses neue Bild zwingt uns, Fragen zu beantworten, die bisher in dieser Form noch nie gestellt wurden. Beginnt die psychische Entwicklung erst dann, wenn sie an ein eigenes Bewusstsein gekoppelt ist? Ist sie gar an den Erwerb der Sprache gebunden? Ist sie abhängig von einem funktionierenden Nervensystem? Welche Funktionen des Nervensystems sind dafür im Einzelnen notwendig? Und nicht zuletzt die alles entscheidenden Fragen: Wann genau fängt die psychische Entwicklung eines Menschen überhaupt an? Ist das Zellhäufchen, der Embryo oder der Fötus noch kein Mensch?

Ganz abgesehen davon, dass die Beantwortung dieser Fragen im Zeitalter der Embryonenforschung sehr aktuell ist und weitreichende politische und ökonomische Konsequenzen hat, geht es dabei doch um die zentrale Frage, ob Körper und Seele als zwei getrennte Entitäten gesehen werden oder ob sie nur zwei Seiten derselben Medaille sind. In unserer Kultur haben wir uns an die Dualität von Körper und Seele gewöhnt: Wir vertrauen den Körper den Ärzten an und lassen die Leiden der Seele von Psychotherapeuten oder Seelsorgern behandeln. Wenn wir über psychische Phänomene sprechen, benutzen wir völlig andere Begriffe als bei der Beschreibung körperlicher Vorgänge. Wenn wir die untrennbare Verbindung zwischen Körper und Psyche zum Ausdruck bringen wollen, fehlen uns die geeigneten Worte gänzlich. Vor demselben Problem stehen wir, wenn wir den Entwicklungsprozess im Mutterleib beschreiben wollen. Gerade hier kommen wir nicht umhin, Begriffe zu finden, die sowohl das körperliche als auch das psychische Geschehen zum Ausdruck bringen und darüber hinaus auch noch die Interaktion zwischen beiden beschreiben.

Gerade die vorgeburtliche Entwicklung lehrt uns, dass Körper und Psyche untrennbar miteinander verbunden sind. Ob es sich nun um die befruchtete Eizelle handelt, um den Embryo oder das geburtsreife Kind, immer geht es um ein Lebewesen, das sowohl körperliche als auch psychische Komponenten in sich vereinigt. Ein menschlicher Organismus entsteht nicht dadurch, dass Zellen zunächst einen Körper bilden, zu dem später irgendwann einmal die Seele hinzukommt. In dem Maß, wie sich der Körper im Verlauf der pränatalen Entwicklung immer weiter ausdifferenziert, entfaltet sich gleichzeitig und untrennbar damit auch die Psyche des ungeborenen Kindes.

Vier

Die Befruchtung

Wir haben uns daran gewöhnt, zu glauben, dass all das, was ein Kind mit auf die Welt bringt, weitgehend vom Zufall bestimmt ist. Tatsächlich lässt sich auch kaum vorhersagen, in welcher Weise sich die vom Vater und von der Mutter stammenden genetischen Anlagen im Zellkern der befruchteten Eizelle kombinieren und welche Entwicklungsschritte und Entwicklungsleistungen – und damit auch welche Merkmale eines Kindes – stärker von den väterlichen oder den mütterlichen genetischen Anlagen bestimmt werden. Da zudem das väterliche wie das mütterliche Genom jeweils zur Hälfte von den jeweiligen Müttern und Vätern dieser Eltern, also den Großeltern des werdenden Kindes, stammt, kann die Ausformung bestimmter Merkmale mehr oder weniger deutlich auch von entsprechenden Kombinationen der genetischen Anlagen ebendieser Großmütter oder Großväter beeinflusst werden. Die genetische Ausgangskonstellation, die sich nach der Verschmelzung einer bestimmten Eizelle mit einer bestimmten Spermazelle einstellt, ist also kaum vorhersagbar. Und dennoch ist sie nicht zufällig. Bevor es nämlich zu dieser Verschmelzung kommt, wird zunächst im Großen und Ganzen und später noch einmal im Einzelnen nach verschiedenen Kriterien geprüft, was am besten zueinanderpasst. Weder ist es dem puren Zufall überlassen, welche Partner miteinander ein Kind zeugen, noch hat jedes der Abermillionen Spermien, die der von einer bestimmten Frau auserwählte Mann auf den Weg schickt, die gleiche Chance, eine befruchtungsbereite Eizelle der von ihm ausgesuchten Frau zu erreichen und dann auch tatsächlich zu befruchten. Auf diese Weise wird dem Zufall also gleich auf mehreren Ebenen ein natürlicher Riegel vorgeschoben und dafür gesorgt, dass sich bei der Befruchtung nicht alles nach Belieben und in chaotischer Weise vermischt.

Partnersuche und Partnerwahl

Die meisten Kinder entstehen, weil sich zwei Menschen, ein Mann und eine Frau, begegnet sind, die das Gefühl haben, zueinanderzupassen, bisweilen sogar glauben, füreinander bestimmt zu sein. Jeder Mann und auch jede Frau hat eine mehr oder weniger klare Vorstellung davon im Kopf, wie ein entsprechender andersgeschlechtlicher Partner aussehen müsste, wie er oder sie »sein« sollte, manchmal auch, was und wie viel er oder sie »besitzen« müsste. Diese Idealbilder eines möglichen Partners oder einer Partnerin sind oft schon sehr früh, meist bereits während der frühen Kindheit aufgrund irgendwelcher Erfahrungen in der Beziehung zu erwachsenen Männern oder Frauen – aber niemals rein zufällig –, entstanden und im Gehirn in Form charakteristischer Verschaltungsmuster allmählich verankert worden. Später sind dann noch weitere Vorstellungen hinzugekommen und haben das ursprüngliche Bild ergänzt, modifiziert oder bisweilen auch überlagert. Männer suchen dann vielleicht eine Frau, die so liebevoll und fürsorglich ist wie die eigene Mutter (oder genauso kühl und unnahbar wie sie), die aber gleichzeitig so aussieht wie ein gerade bewunderter Film- oder Fernsehstar und die zudem unbedingt noch Nichtraucherin und möglichst auch eine Hundeliebhaberin, ein Fußballfan oder eine Bikerin sein sollte. Ähnlich geht es Frauen, die sich einen Mann fürs Leben (und fürs Kinderkriegen) wünschen, der ein bisschen wie der eigene Vater ist (oder auf den ersten Blick genau das Gegenteil von ihm zu sein scheint). Ein Mann, der sich im Leben zurechtfindet, von anderen anerkannt und bewundert wird und der möglichst auch noch in der Lage ist, genug Geld zu verdienen, ein Haus zu bauen (oder bauen zu lassen), und der sich zudem auch noch als liebevoller Partner und Vater um die Frau und die Kinder kümmert. Diese inneren Bilder sind nicht angeboren, sie werden in den eigenen Herkunftsfamilien und den jeweiligen Kulturkreisen, in denen die betreffenden Männer und Frauen aufwachsen, unter dem Einfluss der dort vorherrschenden Vorstellungen erworben. Manche dieser Vorstellungen haben sich im Lauf des letzten Jahrhunderts relativ stark verändert, andere sind nicht nur bei uns, sondern auch in anderen Gesellschaften weitgehend gleich geblieben.

Biologen haben sich lange Zeit den Kopf darüber zerbrochen, weshalb wir uns überhaupt mit so komplizierten Angelegenheiten wie der Partnerwahl und dem Geschlechtsverkehr beschäftigen. Schließlich wäre es viel einfacher, wenn es gar keine Geschlechter gäbe und jeder Mensch seine gesamten Gene an seine Nachkommen weitergeben würde, statt sie aufzuteilen und mit denen einer anderen Person zu vermischen. Wenn wir einen Moment außer Acht lassen, dass Sex nicht nur der Fortpflanzung dient, sondern auch noch Spaß macht, Befriedigung bietet und uns an unseren Partner bindet, dann zeigt sich, dass die sexuelle Fortpflanzung einen entscheidenden Vorteil hat: Wir können so nämlich unsere genetischen Anlagen immer wieder neu kombinieren. Falls Gene beschädigt werden oder mutieren, sind die Effekte weniger dramatisch, wenn es immer wieder zu einer Vermischung von Genmaterial kommt, durch die eventuelle Nachteile ausgeglichen werden. In unserer Partnerwahl scheinen wir uns dieses Prinzip, wenn auch unbewusst, zunutze zu machen. Das gilt nicht nur für die Vorliebe vieler Frauen oder Männer für einen Partner, der irgendwie anders ist als sie selbst, der sich zumindest in einigen Persönlichkeitsmerkmalen, in bestimmten allgemeinen Kompetenzen und auch in einzelnen konkreten Fähigkeiten deutlich von ihnen selbst unterscheidet. Das gilt auch für Merkmale, die die Partnerwahl auf eine noch weniger bewusste, durch eigene Erfahrungen nicht geprägte Weise beeinflussen, z. B. für den Körpergeruch. So haben Forscher u. a. herausgefunden, dass Frauen den Geruch derjenigen Männer am interessantesten finden, deren Immunsystem ihrem eigenen am wenigsten ähnelt. Anscheinend sind wir auf der Suche nach jemandem, dessen genetische Anlagen zusammen mit unseren eigenen für unsere Nachkommen eine neue, vielleicht noch bessere Genkombination bieten.

»Attraktive« Spermien und »verführerische« Eizellen

Die Partnerwahl ist also nicht nur persönlich, sondern auch biologisch bereits ein recht gezielter und für alle weiteren Entwicklungen entscheidender Anfang. Wenn die Partner dann auch noch zur rechten Zeit Sex miteinander haben, kann sich das Wunder vollziehen, und ein neuer Mensch entsteht: ein Junge oder ein Mädchen, mit braunen oder blauen Augen, mit blonden oder schwarzen Haaren, mit bestimmten charakteristischen Eigenschaften und Qualitäten.

Voraussetzung für dieses Wunder ist zum einen die Eizelle: Einmal pro Monat reift ein Ei in den Eierstöcken heran, springt heraus und wird vom Eileiter aufgefangen. Im Eileiter wandert es bis zur Gebärmutter, ist aber auf diesem Weg für nur ca. 24 Stunden befruchtungsfähig. Die andere Bedingung für das Wunder der Befruchtung ist die Samenzelle. Eine Ejakulation katapultiert bis zu 300 Millionen Samenzellen in einer Welle von Samenflüssigkeit in die Vagina. Die Samenzellen bestehen aus einem Kopfende, in dem sich das väterliche genetische Material befindet, und einem Schwanz, mit dem sie sich wie mit einer Art Außenbordmotor schwimmend fortbewegen können. So ausgerüstet machen sie sich auf eine Reise von ca. 17 Zentimetern durch den Gebärmutterhals, die Gebärmutter und den Eileiter zur Eizelle. Diese Strecke ist für eine kleine Samenzelle ziemlich weit. Sie muss einen Weg zurücklegen, der dem 2.000-Fachen ihrer eigenen Länge entspricht. Auf Menschenproportionen bezogen, hat sie also etwa einen Weg von 3 Kilometern zurückzulegen, und das auch noch schwimmend. Die Spermien sind dazu unterschiedlich gut befähigt. Mindestens ein Drittel von ihnen sind keine guten Schwimmer oder haben andere Handicaps. Mit ihnen zusammen bleiben auch noch viele andere aus verschiedensten Gründen auf der Strecke. Die wenigen (ca. 50), die es bis zum Eileiter schaffen, machen jetzt eine wichtige Veränderung durch: Am Kopfende der Spermien werden bestimmte Enzyme aktiviert, durch die die Samenzellen erst die Fähigkeit erlangen, in die Eizelle einzudringen. Voraussetzung ist der Kontakt mit dem Sekret des Eileiters. Am »Ziel« angekommen treffen sie auf die Zona pellucida, eine weiche, aber stabile Hülle, die schützend um die Eizelle herum liegt. Die Moleküle beider Oberflächen erkennen einander aufgrund bestimmter biologischer Merkmale und verhaken sich gleichsam. Sobald das der Fall ist, verändern sich die sonst gleichmäßigen Schwimmbewegungen des Spermiums zu hyperaktiven, wilden Stakkatobewegungen, die es in die Zona hineintreiben. So entsteht ein winziger Tunnel, durch den die Samenzelle eindringen kann. Die Zellmembran und das Plasma werden dabei abgestoßen.

Sofort nach dem Eindringen der Samenzelle kommt es in der Eizelle zu tief greifenden Veränderungen. Ihr Stoffwechsel wird angeregt, der Sauerstoffverbrauch nimmt zu. Innerhalb von Sekunden verändert sich die chemische Zusammensetzung der Zellmembran, wodurch verhindert wird, dass noch eine weitere Samenzelle eindringt. Die Eizelle nutzt diese erste Zeit dafür, die Hälfte ihrer Gene in ein kleines Paket, den Polkörper, zu packen und ihn auszustoßen.

Der Schwanz des Spermiums ist inzwischen abgefallen. Nach ein paar Stunden der Ruhe wird jetzt auch die ehemalige Samenzelle aktiv: Der Kopf vergrößert sich und wird zum männlichen Vorkern. Weiblicher und männlicher Vorkern treffen als zwei getrennte Körper im Zentrum der Eizelle aufeinander. Der Befruchtungsvorgang ist abgeschlossen, wenn sich die Kernmembran zwischen ihnen auflöst und sich die Chromosomen beider Vorkerne verdoppeln. Aus zwei Geschlechtszellen ist der Keim eines neuen Organismus entstanden. Embryologen bezeichnen ihn als Zygote.

In Filmen und Beschreibungen wird das Zusammentreffen von Ei- und Samenzelle häufig mit martialischen Begriffen wiedergegeben. Es wird von der Eizelle gesprochen, die passiv abwartet, bis in sie eingedrungen wird. Da gibt es Armeen von Samenzellen, die sich vorwärtskämpfen, vom Immunsystem der Frau attackiert und aufgerieben werden. Man spricht von Spermienkonkurrenz und einem Kampf auf Leben und Tod, bei dem nur eine der Samenzellen den heroischen Sieg über alle anderen Mitstreiter davonträgt. Andererseits wird darauf hingewiesen, dass dem Spermium beim Eindringen in die Eizelle sofort der Schwanz verloren geht und die winzige Samenzelle von der großen Eizelle einverleibt wird. Mit derartigen Beschreibungen wird die Vorstellung von einem »Krieg zwischen den Geschlechtern« auf den Befruchtungsvorgang übertragen. Mit der biologischen Realität haben solche Darstellungen nichts zu tun.

In der Tat sind Samen- und Eizelle, was ihre Gestalt, aber auch ihr Verhalten betrifft, sehr unterschiedlich. Die Eizelle ist so groß wie ein Sandkorn und sogar mit dem bloßen Auge erkennbar. Sie ist selbst unbeweglich, und es ist normalerweise auch immer nur eine Eizelle befruchtungsfähig. Die Anzahl der Eizellen, die in den Eierstöcken heranreifen, ist begrenzt. Von der Samenzelle dagegen kann man eigentlich nur im Plural sprechen. Immerhin werden pro Ejakulation ca. 300 Millionen Samenzellen abgesondert. Sie sind sehr klein, aber außerordentlich beweglich und werden immer wieder neu produziert. Im Gegensatz zu den Eizellen brauchen sie eine kühle Umgebung, um reifen zu können. Sie werden deshalb nicht, wie die Eizellen, in der Mitte, sondern an der Peripherie des Körpers gebildet.

Moderne Embryologen beschreiben die Beziehung zwischen Ei- und Samenzelle als polar, interpretieren sie jedoch nicht als »polarisierend« oder gar »feindlich«, sondern als Ausdruck einer besonderen inneren Verbindung. Sie kommt vor allem in den wenigen Stunden, in denen die Eizelle überhaupt empfängnisbereit ist, zum Tragen. Aus In-vitro-Befruchtungen weiß man, dass Ei- und Samenzelle in dieser Zeit einen sogenannten Prä-Fertilisations-Anziehungskomplex bilden. Er ist die Voraussetzung dafür, dass es überhaupt zur Befruchtung kommt. Auch die Eizelle ist in diesem Sinne also alles andere als »abwartend«. Sie sendet vielmehr Signale aus, die die Spermien anziehen. Die Spermien erreichen dann erst ihre maximale Bewegungsfähigkeit und schaffen so den Weg zum Ei in nur wenigen Minuten. Kommunikation und Interaktion zwischen der Eizelle bzw. dem weiblichen Organismus und der Samenzelle bzw. dem männlichen Organismus scheinen also wesentliche Faktoren bei der Befruchtung zu sein.

Die Eizelle ist ein lebendiger Organismus, der Stoffwechselprodukte aufnimmt und wieder abgibt, und infolgedessen abhängig von den notwendigen Umweltbedingungen wie der Nährstoffversorgung, der Temperatur und der Beschaffenheit des Eileitersekrets. Deshalb ist sie nur am »rechten Ort« und zur »rechten Zeit« empfängnisbereit. Auch für die Spermien ist das Timing wichtig: Wenn für die Eizelle die »richtige Zeit« gekommen ist, wird den Spermien der Weg zu ihr durch hormonelle Veränderungen leichter gemacht. So wird z. B. der Schleimpfropf, der die Gebärmutter normalerweise verschließt und für Spermien undurchdringlich ist, durch die Wirkung von in der Samenflüssigkeit enthaltenen Enzymen und Hormonen faserig und löchrig, sodass die Spermien dieses Hindernis überwinden können. Hinzu kommt, dass sexuelle Erregung und orgastische Kontraktionen ebenfalls in förderlicher Weise auf das Geschehen Einfluss nehmen, indem sie mehr Spermien in die Gebärmutter ziehen.

Offenbar geht es also bei der Reise des Spermiums zum Ei gar nicht so kriegerisch zu, wie uns das die alten Beschreibungen glauben machen wollen. Richtig ist, dass Millionen von Spermien absterben und dass es bei ca. 40 Prozent aller befruchteten Eizellen nicht zur Weiterentwicklung kommt, denn auch den Weg in die Gebärmutter schaffen viele Keime nicht. Dies ist eine biologische Realität. Leben und Tod gehören in der Natur zusammen.

Die Vereinigung von Samen- und Eizelle ist ein Vorgang gegenseitiger und gleichgewichtiger Aktivität und Wandlung, bei dem es keine Gewinner und Verlierer gibt. In diesem Zusammenhang müssen wir uns fragen, ob dieses Geschehen besser mit dem Begriff »Befruchtung« oder mit dem Begriff »Empfängnis« zu beschreiben ist. Auch für die einzigartige Kombination von (männlich gerichteter) Befruchtung und (weiblich rezeptiver) Empfängnis fehlen uns also die passenden Worte.

Fünf

Die ersten Entwicklungsschritte

Angesichts der Wunder, denen Wissenschaftler in den ersten Zellformationen des Menschen begegnen, ist es geradezu respektlos, sie als bloßen »Zellhaufen« zu bezeichnen. Den besonderen Fähigkeiten, der Komplexität und der Potenz dieses Keimes wird diese Beschreibung in keiner Weise gerecht. Dieser kleine Organismus ist bereits eine besondere Ausgestaltung eines menschlichen Lebewesens, eines Lebewesens, das sich jetzt in einem entscheidenden Stadium seiner Entwicklung befindet. Diese Entwicklung ist ein Kontinuum, bei dem jede nachfolgende Entwicklungsstufe auf dem vorausgegangenen Stadium der jeweils herausgebildeten Fähigkeiten aufbaut, sodass keine dieser Stufen getrennt voneinander zu betrachten, geschweige denn zu verstehen ist. Jeder Embryo wird ja auf einem Ultraschallbild von seinen Eltern sofort als kleiner Mensch identifiziert. Für sie handelt es sich nicht um einen »Haufen Zellen«, sondern um ihr Kind. Nur aus der distanzierten Perspektive einer Bioethik-Debatte um die »Menschlichkeit« von Stammzellen oder frühen Embryonen ist es möglich, jene Embryonen, die im Rahmen einer künstlichen Befruchtung eingepflanzt werden, als »menschlich« anzusehen, und all jene, mit denen geforscht werden soll, als »Nicht-Menschen« zu behandeln. Wir können und wollen hier nicht auf die Vielschichtigkeit der Ethik-Debatte eingehen und schon gar nicht auf die Folgen, die sie für die Gesellschaft hat. Wer aber damit beginnt, die Anfangsstadien menschlichen Lebens im Hinblick auf deren Nutzbarkeit und Manipulierbarkeit zu untersuchen, wird nicht umhinkönnen, die Frage zu beantworten, ab wann ein Mensch beginnt, ein Mensch zu sein.

Das Zuhause wird eingerichtet: Die Einnistung

Nach der Empfängnis macht sich die Zygote auf den Weg durch den Eileiter zur Gebärmutter. Bereits wenige Stunden nach der Befruchtung beginnt der Keim winzige Mengen eines Hormons in den Blutkreislauf der Mutter abzugeben. Auf diese Weise setzt er sie schon einmal von seiner Existenz in Kenntnis. Währenddessen vermehrt der Keimling seine Zellen durch weitere Teilungen. Das dauert drei bis vier Tage. Diese Teilungen führen übrigens nicht zu ganz identischen embryonalen Zellen: Die zellulären Bestandteile im Inneren sind nämlich so angeordnet, dass sie bereits bei der ersten Teilung nicht ganz gleichmäßig auf die Tochterzellen verteilt werden. Die eine erhält dann z. B. mehr Energielieferanten (Mitochondrien), die andere mehr Nahrungsreserven (Dottervesikel) als die andere.

Diese Ungleichverteilungen setzen sich auch bei den nächsten Teilungsschritten fort, sodass die aus der Eizelle hervorgehende Zellkugel (Morula) und der daraus entstehende Blasenkeim (Blastula) nur scheinbar aus völlig identischen embryonalen Zellen aufgebaut sind. In Wirklichkeit ist der Embryo bereits zu diesem frühen Zeitpunkt in einen sogenannten vegetativen und einen sogenannten animalischen Pol gegliedert. Schon jetzt ist durch diese Polarisierung festgelegt, an welcher Stelle die Einstülpung während der Gastrulation (14.–21. Tag) entstehen wird und welche Zellen anschließend in welchen Keimblättern (Ektoderm, Mesoderm oder Endoderm) landen werden. Bereits zu diesem frühen Zeitpunkt sind also die spätere Bestimmung und die weitere Entwicklung der embryonalen Zellen durch ihre jeweilige Lage innerhalb des embryonalen Zellverbandes gewissermaßen vorgegeben.

Die Reise zur Gebärmutter führt den Keimling durch eine Art Miniatur-Tiefseelandschaft, die im Mikroskop etwa so aussieht, wie wir sie von tropischen Aquarien kennen. Diese wässrige Umgebung bietet Nahrung und Schutz und spült den kleinen Organismus mithilfe von Härchen in Richtung Gebärmutter. Der 16-zellige Keim tritt dann in den Uterus ein. Hier kommt es zu einer ersten tief greifenden Wandlung. Es findet nämlich ein weiterer Differenzierungsprozess der Zellen statt, der große Folgen hat: Die inneren Zellen werden zum sogenannten Embryoblast, aus dem sich später der eigentliche Embryo entwickelt. Aus den äußeren Zellen, dem Trophoblast, entsteht die Plazenta. Das heißt, dass das spätere Versorgungssystem des Embryos nicht vom mütterlichen Gewebe abstammt, sondern seine »eigene« Kreation ist. Schon hier beginnt also das ungeborene Kind, nicht nur sich selbst, sondern auch seine Umgebung innerhalb seines mütterlichen Lebensraumes eigenständig zu gestalten.

Embryologen nennen den Keim jetzt »Blastozyste«, denn er ist wie eine Blase geformt und besitzt einen mit Flüssigkeit gefüllten Hohlraum in der Mitte. Allmählich wird es Zeit, die Zona pellucida, die immer noch wie eine Art Haut den Keim umschließt, Stück für Stück abzustoßen. Nährstoffe müssen her. Die Gebärmutterschleimhaut, das sogenannte Endometrium, ist dafür wie geschaffen. Damit die Einnistung gelingt, muss es zu einer Synchronisierung zwischen dem Entwicklungsstadium des Embryos und der Differenzierung des Endometriums kommen. Wie bei den meisten Tieren gibt es auch beim Menschen eine bestimmte Periode, in der die Gebärmutter für den Embryo empfänglich ist. Diese Empfänglichkeit wird einerseits vom Hormonstatus der Mutter gesteuert; sie hängt von der Menge bestimmter Moleküle ab, die sich einerseits auf der Oberfläche des

Embryos und andererseits auf der des Endometriums befinden. Ungefähr sechs Tage nach der Befruchtung ist dieser Zustand erreicht, und jetzt kann sich der Keim an die Gebärmutterwand anheften.

Anschließend tritt der Trophoblast in Aktion; seine Zellen teilen sich nun mit großer Geschwindigkeit, und sein Gewebe nimmt auf der Gebärmutterwand so viel Raum wie möglich ein. Es entwickeln sich Tausende fingerartige Auswüchse, die auf der Suche nach der mütterlichen Blutzufuhr in das Endometrium eindringen. Dieser Prozess wird in manchen Darstellungen als »aggressiv« beschrieben, so als ob der Embryo mütterliches Gewebe zerstöre, um möglichst nah zur Nahrungsquelle, nämlich dem mütterlichen Blutkreislauf, zu gelangen. Die dabei frei werdenden Substanzen dienen ihm als Nahrung. Aber was hier geschieht, hat nichts mit Aggressivität zu tun. Die »Antwort« der Gebärmutterwand ist weder verteidigend noch kämpferisch, sie ist vor allem »empfangend«. Einerseits lässt der Organismus der Mutter diese Einnistung geschehen, andererseits trägt er zu dem Geschehen bei, indem er ein sehr effektives Blutzufuhrsystem auf der mütterlichen Seite der künftigen Plazenta anlegt. Hier wird also im wahrsten Sinne des Wortes zusammengearbeitet.

Der Trophoblast hat übrigens noch eine andere wichtige Funktion. Direkt nach der Einnistung gibt er ein Hormon (Choriongonadotropin) ab, das weitreichende Folgen für den mütterlichen Organismus hat: Es hemmt die Menstruation und sorgt über die Freisetzung anderer Hormone dafür, dass die Frau »schwanger« ist und bleibt. Die Fortpflanzungsorgane der Frau haben, biologisch gesehen, ja zwei ganz unterschiedliche Funktionen. Sie sollen einerseits die Befruchtung möglich machen und andererseits für neun Monate den passenden Ort für eine Schwangerschaft abgeben. Der Körper muss also gewissermaßen von »Sexualität« auf »Versorgung« umgestellt werden: Dazu gehört unter anderem auch, dass sich die Gebärmutter den Bedürfnissen ihres kleinen Gastes anpasst. Das Signal dafür kommt von unserem intelligenten Zellhäufchen. Es interagiert mit dem mütterlichen Organismus und trägt dadurch zum Aufbau seines neuen Zuhauses bei.

Die Frage, die uns im Zusammenhang mit der Befruchtung schon einmal beschäftigt hat, wird von vielen Wissenschaftlern auch hinsichtlich der Einnistung gestellt: Wieso stößt die Mutter das fremde Gewebe des Embryos nicht ab? Warum kämpft das Immunsystem nicht dagegen an? Offenbar wird der Embryo durch eine konzertierte Aktion vom eigenen und mütterlichen Organismus, den immunologischen Besonderheiten der Plazentaoberfläche und durch hormonelle Gegebenheiten geschützt. Auch wenn die genauen Zusammenhänge noch nicht eindeutig geklärt sind, lässt sich doch immer wieder feststellen, dass der mütterliche Organismus den kleinen Gast akzeptiert und ihm bereitwillig Raum und Nahrung zur Verfügung stellt. Dennoch schaffen es viele Keime nicht, sich in die Gebärmutter einzunisten. Die Gründe hierfür sind vielfältig und haben nicht unbedingt etwas mit der Mutter und dem Zustand des Endometriums zu tun. Es ist davon auszugehen, dass es sich hierbei auch um einen natürlichen Selektionsprozess handelt, der zum Absterben fehlgebildeter Keime führt.

Nahrungsquelle und ständige Begleiterin: Die Plazenta

Das Versorgungssystem des Embryos reift in den kommenden Wochen immer weiter aus. Immerhin muss es den wachsenden Bedürfnissen des ungeborenen Kindes genügen. In der dritten Schwangerschaftswoche funktioniert bereits die Nabelschnur als Verbindungsstück zwischen der Plazenta und dem embryonalen Organismus. Die Plazenta verwandelt sich nun in ein immer stärker verzweigtes Netzwerk von Blutgefäßen, das in der Gebärmutterwand verankert ist. Sie produziert Hormone und Immunstoffe, die die Aufgabe haben, die Schwangerschaft aufrechtzuerhalten und zu schützen. Außerdem verhindert sie, dass vor allem Eiweiße, aber auch andere Stoffe aus dem Blut der Mutter in das des Embryos ungehindert übertreten können. Das Kind bezieht aus dem Blut der Mutter Sauerstoff, Nährstoffe und Flüssigkeit. Auf der anderen Seite gibt es die Abfallprodukte aus seinem Stoffwechsel an den mütterlichen Organismus ab. Die beiden Blutkreisläufe sind nur durch eine dünne Membran voneinander getrennt. In gewisser Weise dient sie auch als Filter gegen Krankheitskeime und Schadstoffe. Früher dachte man, dass dies ein perfekter Schutz für das Kind sei. Leider gibt es viele Schadstoffe, die beinahe ungehindert durch die Plazentaschranke in den Organismus des Kindes gelangen können. Dazu gehören Alkohol, Medikamente, Nikotin und allerlei Umweltgifte. Mit den vielfältigen Auswirkungen dieser Stoffe beschäftigt sich eine ganze Wissenschaftsdisziplin, die Teratologie.

Die Plazenta mit ihrem Verbindungsstück, der Nabelschnur, ist ein geniales Wunderwerk der Natur. Sie bildet zusammen mit der Gebärmutter das wichtigste Organ für das Überleben des Kindes, weil sie die direkteste Verbindung zwischen dem Embryo und dem mütterlichen Organismus ist. Als eine Art Hilfsorgan übernimmt sie für das sich entwickelnde Kind lebenswichtige Funktionen, wie Gasaustausch und Nahrungsaufnahme; sie lenkt Stoffwechselprozesse und steuert die Ausschüttung von Hormonen. Im Laufe seiner Entwicklung wird der Fötus schrittweise fähig, einige dieser Funktionen selbst zu übernehmen. Die Plazenta bildet sich daher gegen Ende der Schwangerschaft zurück. Das Zusammenspiel zwischen Plazenta und Embryo macht deutlich, dass beide eigentlich ein Ganzes bilden und nicht trennbar sind.

Diese Einheit von Plazenta und Embryo mag der Grund dafür sein, dass man der Plazenta in vielen Kulturen noch heute mit Hochachtung und einer gewissen Ehrfurcht begegnet. Ihr wurden besondere Kräfte als Heilmittel zugeschrieben, und wenn man mit ihr in respektvoller und entsprechend tradierter Weise umging, konnte man die Götter milde stimmen. Oft haben die Menschen sie sogar an einem besonderen Platz beerdigt, wie z. B. auf Bali, wo sie traditionell noch heute gewaschen, parfümiert und feierlich begraben wird. Sie gilt dort als das spirituelle Geschwister des Kindes. Die Plazenta des Pharao im alten Ägypten galt als die Inkarnation seiner Seele und als sein mystischer Helfer und Beschützer. Sie wurde deshalb auch sorgfältig bewahrt und bewacht und bei Prozessionen vor dem Herrscher hergetragen. In vielen Kulturen war und ist es zum Teil noch immer üblich, den Mutterkuchen nach der Geburt zu verzehren. Die meisten Säugetiere fressen übrigens ihre Plazenta direkt nach der Geburt auf, sogar Kühe, die sonst absolute Vegetarier sind. Der Hintergrund ist wahrscheinlich, dass die Plazenta Stoffe enthält, die den Uterus nach der Geburt wieder kontrahieren lassen und dadurch die Gefahr von Blutungen eindämmen. Auch in Europa war die Vorstellung, dass der Verzehr wenigstens eines kleinen Stückes der Plazenta das Stillen fördern würde, bis zum 18. Jahrhundert verbreitet.

Gegen Ende des 18. Jahrhunderts kam es in Europa allerdings zu einer Wende. Hier begannen die Menschen, die Plazenta ebenso wie die Geburt jetzt eher als eklig und peinlich zu empfinden. Im neuen Weltbild der Aufklärung war kein Platz mehr für die besondere Symbolik der Plazenta. Sie erschien den Menschen nun nur noch als Abfall. So ist es bis heute geblieben. Nach eingehender Untersuchung der Nachgeburt durch die Hebamme oder den Arzt landet sie im Mülleimer oder bei der pharmazeutischen oder kosmetischen Industrie, die sie als Grundstoff für die Herstellung von Medikamenten und Hautpräparaten verwendet.

Ein Mensch von Anfang an: Der Embryo

Wie geht es jetzt weiter mit unserem Embryo? Nach der Einnistung, in der zweiten und dritten Woche, kommt es noch einmal zu einem entscheidenden Entwicklungsschritt: Der Blasenkeim, die Blastozyste, beginnt sich auf einer Seite einzustülpen (Gastrulation). So entsteht ein schlauchartiges Gebilde, die Gastrula. Die Zellen dieser Gastrula bilden drei Schichten. Die äußere Schicht, das sogenannte Ektoderm, wird sich u. a. zum Nervensystem, zu den Sinnesorganen und zur Haut entwickeln. Aus der inneren Schicht, dem Entoderm, entstehen u. a. die Verdauungsorgane, die Lunge, die unteren Harnwege. Die dazwischenliegende mittlere Schicht, das Mesoderm, bringt u. a. das Herz, die Blut- und Lymphgefäße, die Muskeln und das Skelett hervor.

So entstehen aus diesen Keimblättern in den kommenden 50 Tagen die meisten Organe (Embryogenese: 4.–8. Woche). Es ist und bleibt ein Wunder, dass das ungeborene Kind in vieler Hinsicht nach den ersten acht Wochen der Schwangerschaft bereits weitgehend fertig ist. Es braucht danach »nur noch« auszureifen, zu wachsen und sich sozusagen »übend« auf sein nachgeburtliches Leben vorzubereiten. Allzu leicht wird dabei vergessen, dass diese sogenannte Embryonalentwicklung in eine Zeit fällt, in der die meisten Frauen gerade erst bemerken, dass sie schwanger sind. Bevor sie sich an den Gedanken, Mutter zu werden, gewöhnt haben, ist dieser wesentliche Entwicklungsabschnitt im Leben ihres Kindes also bereits abgeschlossen.

Die Details der Embryonalentwicklung sind sehr komplex und sollen hier nicht im Einzelnen beschrieben werden. In akribischer Kleinarbeit haben die Embryologen im letzten Jahrhundert jeden einzelnen Schritt dieses komplizierten Entwicklungsweges untersucht. Dabei haben sie herausgefunden, wie sich die nach der Gastrulation in den verschiedenen Keimblättern gelandeten Zellen weiter teilen, in Gruppen zusammenlagern und von Anfang an beginnen, sich auf unterschiedliche Leistungen zu spezialisieren. Sie haben auch beschrieben, wie sich diese Zellgruppen an die in den verschiedenen Bereichen des Embryos herrschenden unterschiedlichen Bedingungen anpassen und wie sich aus diesen anfänglichen Zellaggregaten die ersten, noch sehr primitiven Organanlagen entwickeln. Wie die in einer solchen Organanlage gelandeten Zellen sich anschließend immer stärker auf bestimmte Aufgaben innerhalb dieses Zellverbandes spezialisieren und wie dabei die für jedes Organ typischen Zellanordnungen, Strukturen und spezifischen Leistungen herausgebildet werden, ist heute ebenfalls weitgehend bekannt und eingehend beschrieben worden.

Aus all diesen Untersuchungen ist vor allem eines deutlich geworden: Die Ausbildung embryonaler Strukturen ist zu jedem Zeitpunkt der vorgeburtlichen Entwicklung an die Übernahme spezifischer Funktionen gebunden. Strukturelle und funktionelle Reifungsprozesse sind also niemals voneinander zu trennen. Der Embryo ist nicht mit einem Gerät vergleichbar, das erst zusammengesetzt werden muss, bevor es funktioniert. Er ist von Anfang an ein lebendiger Organismus, der sich an die gegebenen Umstände anpasst und sie meistert. Das Herz übernimmt seine Funktion also nicht erst, wenn es qua Struktur »fertig« ist, sondern es beginnt bereits zu funktionieren, während es sich entwickelt. Die untrennbare Verbindung zwischen Struktur und Funktion zeigt sich auch darin, dass die sich herausbildenden Nervenbahnen nicht von vornherein »wissen«, wohin sie wachsen und wie sich verknüpfen müssen. Die auswachsenden Fortsätze können nur in bestimmter Weise miteinander verbunden und zu funktionellen Netzwerken ausgeformt werden, wenn sie auch in bestimmter Weise beansprucht, also genutzt werden. Sogar die Ausbildung der Extremitäten ist von Anfang an mit ihrer späteren Funktion verbunden. So machen die sich entwickelnden Armknospen gemäß ihrer späteren Funktion eine »beugende« und »greifende« Wachstumsbewegung, die Beine dagegen eine »streckende« und »dehnende« Bewegung. Schon während der Ausformung des Körpers werden die jeweiligen Funktionen eingeübt.

Neben diesem sehr frühen »entwicklungsimmanenten Üben« erkennen wir im Ultraschall beim späteren Embryo und Fötus auch ganz explizit übendes Verhalten: Er greift nach der Nabelschnur, lutscht am Daumen, übt sich im »Laufen«, »Aufrechtstehen«, ja er macht sogar Atembewegungen und bewegt die Zunge, als wolle er sprechen. Diese Beobachtungen zeigen in aller Deutlichkeit, dass die Grundlagen für alle späteren Leistungen des Menschen bereits während der embryonalen Frühentwicklung angelegt werden. Dieses hier sichtbar werdende Grundprinzip der funktions- und nutzungsabhängigen Strukturierung hat weitreichende Konsequenzen: Es macht deutlich, dass »Lernen« und »Sichentwickeln« nicht zu trennen sind. All das, was in der vorgeburtlichen Lebensphase passiert, kann daher grundlegenden Einfluss auf die spätere Ausformung von kindlichen und sogar erwachsenen Funktionen und Fähigkeiten haben. Wir müssen davon ausgehen, dass es intrauterine Bedingungen und Faktoren gibt, die diese Entwicklung fördern bzw. behindern können. Am deutlichsten lassen sich die Auswirkungen solcher Einflüsse auf der Ebene der Hirnentwicklung nachweisen.

Sechs

Die Entwicklung des Nervensystems

Es ist wohl wahr, dass Kinder mit einem unfertigen, noch nicht voll ausgereiften Gehirn zur Welt kommen. Gerade das aber macht das Besondere der Hirnentwicklung bei uns Menschen im Vergleich zu anderen Säugetieren aus: die Langsamkeit, mit der sie sich bei uns auch schon während der vorgeburtlichen Phase vollzieht. Am Beispiel der Hirnentwicklung wird besonders deutlich, was für eine entscheidende »Errungenschaft« irgendwann in der frühen Ahnenreihe des Menschen wirksam geworden sein muss. »Entschleunigung« heißt diese Errungenschaft, die der Entwicklung unserer eigenen Spezies Möglichkeiten eröffnete, die den Vorfahren der Affen und unserer anderen tierischen Verwandten verschlossen blieben. Diese Entschleunigung führte zu einer Verlangsamung des gesamten Entwicklungsprozesses. Damit kam es auch zu einer zunehmenden »Entzerrung« der ursprünglich noch sehr schnell und damit fast zwangsläufig aufeinanderfolgenden Entwicklungsschritte. Erst so wurde es möglich, die bisher scheinbar automatisch ablaufenden Weichenstellungen allmählich zu lockern und immer stärker für modulierende Einflüsse von außen zu öffnen. Genau das war die Voraussetzung dafür, dass der Ablauf des Entwicklungsprozesses speziell im Gehirn nun immer stärker auch von all dem beeinflussbar wurde, was im Umfeld, also der unmittelbaren Nachbarschaft der sich entwickelnden Nervenzellen, in den verschiedenen Organanlagen und den sich herausbildenden Organen und damit letztlich auch in der äußeren Welt des gesamten sich entwickelnden Embryos geschah.

In gewisser Weise ist das, was durch diese »Entschleunigung« des Entwicklungsprozesses beim Menschen möglich geworden ist, vergleichbar mit dem, was ein Autofahrer erleben kann, wenn er eine Großstadt nicht möglichst schnell, sondern so langsam wie möglich durchquert. Er sieht einfach viel mehr und kann auf viel mehr achten. Er ist so auch besser in der Lage, seine Fahrweise auf die jeweils herrschende Verkehrslage einzustellen, und kommt am Ende viel schlauer aus der Stadt heraus, klüger und reicher an Erfahrungen als früher, als er noch im Höchsttempo einfach durch die Stadt hindurchgerauscht war. Wenn es langsamer geht, kann man nicht nur mehr, sondern vor allem komplexere Dinge weitaus besser lernen. Das ist das ganze Geheimnis, das man kennen muss, um zu verstehen, weshalb wir Menschen bereits als Kinder, ja sogar schon als ungeborene Kinder, ein so enorm lernfähiges Gehirn besitzen. »Entschleunigung« ist so etwas wie ein Naturgesetz, das für alle Lebewesen zu gelten scheint: Je langsamer die Nachkommen einer Art bereits intrauterin auf die Reise geschickt werden, desto länger dauert auch die Phase der Kindheit. Sie sind dann weniger von angeborenen Verhaltensweisen geprägt und können mehr lernen. Sie werden auch – je länger es dauert, bis sie ausgewachsen, d. h. geschlechtsreif geworden sind – entsprechend älter.

Dieses allgemeine Prinzip erklärt nicht nur die besondere Lernfähigkeit und Langlebigkeit unserer eigenen Art. Es ist auch das Geheimnis, dem Papageien, Elefanten, Delfine, Wale und natürlich auch unsere nächsten Verwandten, die Menschenaffen, ihre relativ lange Lebensspanne und besondere Klugheit verdanken. Selbst bei Pflanzen leben diejenigen Arten am längsten, die sich, wie der Mammutbaum oder die Eiche, nicht besonders schnell, sondern besonders langsam entwickeln und deshalb in der Lage sind, ihr Wachstum besonders gut an die jeweils vorgefundenen Standortbedingungen und Erfordernisse anzupassen. Selbst jene Dinge, die wir selbst herstellen und als Gebrauchsgüter nutzen, wie z. B. unsere Kleidung, Küchengeräte, Autos, selbst unsere Häuser und sogar ganze Städte scheinen umso länger zu »leben«, je langsamer – und damit meist auch je sorgfältiger – sie geplant und zusammengebaut worden bzw. entstanden sind. Auch wenn die Vorstellung auf den ersten Blick absurd erscheint: Die Entwicklung des Nervensystems während der Embryonalentwicklung ist in gewisser Weise vergleichbar mit der allmählichen Herausbildung und fortwährenden Anpassung des Verkehrswege- und Kommunikationssystems in einer immer größer werdenden Stadt. Ebenso wenig, wie sich voraussagen lässt, wo hier später einmal Straßen und Plätze entstehen, ist für die Abermillionen Nervenzellen von Anfang an festgelegt, wohin sie zu wandern und mit wem sie sich zu verbinden haben. Wenn es so weit ist und erst einmal zwei angrenzende Stadtteile entstanden sind, wird auch die Verbindungsstraße zwischen beiden Teilen so angelegt und weiter ausgebaut, wie es den jeweiligen Erfordernissen entspricht. Je langsamer das geschieht, desto komplexer kann alles miteinander verbunden werden.

Aus Alleskönnern werden Beziehungsspezialisten: Die Entstehung von Nervenzellen

Um die Geburtsstunde der ersten Nervenzellen zu ermitteln, müssen wir noch einmal zu der befruchteten Eizelle zurückkehren, aus der durch Zellteilungen zunächst ein geordneter Zellhaufen und dann ein blasenartiges Gebilde geworden ist. Anschließend formen Zellen dieser Blase an einer Stelle einen Trichter, der sich wie eine Röhre immer tiefer ins Innere vorschiebt. Wenn er auf der anderen

Seite wieder Kontakt mit der äußeren Hülle bekommt, öffnet sich der so geformte Schlauch im Inneren (der Urdarm) wieder nach außen. Der Embryo sieht nun aus wie ein rundlicher Wurm, mit einer äußeren Haut (dem Ektoderm), einer inneren Haut (dem Entoderm) und zwei Öffnungen, dem Urmund, der später den After bildet, und dem Neumund, der sich zur späteren Mundöffnung entwickelt. Zwischen äußerer und innerer Haut sind einige Zellen liegen geblieben. Sie teilen sich ebenfalls weiter und lagern sich in Gruppen zusammen (dem Mesoderm), aus denen später einmal die inneren Organe, Knochen und Muskeln werden. Jetzt sind wir an dem Punkt angekommen, an dem es für die Entstehung des Nervensystems interessant wird. Eine dieser Zellgruppen bildet nämlich ein durchgängiges stabartiges Gebilde auf der späteren Rückenseite des Embryos, zwischen äußerer und innerer Haut. Dieses Gebilde (die Chordaanlage) entwickelt sich später zur Wirbelsäule. Seine Zellen geben einen Signalstoff ab, der die unmittelbar darüber liegenden Zellen der äußeren Haut dazu veranlasst, die für ihre weitere Entwicklung als Nervenzellen erforderlichen genetischen Anlagen »einzuschalten«. Diese Zellen bilden nun alle gemeinsam eine sich von vorn nach hinten erstreckende Rille auf der Rückenseite des Embryos. Diese lang gestreckte Rille sinkt anschließend immer tiefer ins Innere ein. Dabei schließt sie sich und wird zu einer Art Röhre, die nun oberhalb der Chorda und unterhalb der Rückenhaut den gesamten Embryo durchzieht. Das Neuralrohr hat sich gebildet. All jene Zellen der ursprünglichen Rückenhaut, die also direkt über der Chorda lagen, sind auf diese Weise nun ein für alle Mal zu neuralen Zellen geworden. Durch weitere Teilungen gehen aus ihnen wieder neue Nervenzellen hervor, die dann durch Wanderungsbewegungen in verschiedene Bereiche des Embryos gelangen und entweder im Gehirn, im Rückenmark, in kleinen Gruppen neben dem Rückenmark (Spinalganglien) oder sonst wo im Körper (als Sinneszellen, Zellen des autonomen Nervensystems oder als sogenannte chromaffine Zellen in Nebennierenmark, Darm und Pankreas) nun ihre endgültige Position einnehmen.

Wo auch immer die auf diese Weise entstandenen Vorfahren der späteren Nervenzellen (Neuroblasten) durch weitere Teilungen und anschließende Wanderungen landen, überall treffen sie auf unterschiedliche »Nachbarn«. Diese haben ihre eigenen Erfahrungen gemacht und sich als andere Nervenzellen, als Muskel-, Leber- oder sonstige Körperzellen in der einen oder anderen Weise spezialisiert. Sie besitzen deshalb bestimmte Erkennungsmoleküle auf ihrer Oberfläche und sondern spezifische Signalstoffe an die Umgebung ab. Auf manche dieser Signale reagieren die ankommenden Nervenzellen sehr empfindlich. Sie ändern dann den bisherigen Ablesemodus ihrer genetischen Anlagen und beginnen, sich auf ganz bestimmte Leistungen zu spezialisieren. Sie werden dann beispielsweise zu Stütz- und Helferzellen für Nervenzellen (Astro- und Oligodendrogliazellen) oder aber zu Nervenzellen, die ganz bestimmte entweder hemmende oder erregende Botenstoffe als Transmitter freisetzen. Da diese speziellen Leistungen oft nur auf Kosten anderer, allgemeinerer Fähigkeiten zu erbringen sind, geraten alle Nervenzellen, die sich auf die eine oder andere Weise immer stärker spezialisieren, in eine Situation, in der sie kaum noch etwas anderes zu leisten imstande sind als das, worauf sie sich schließlich spezialisiert haben. Diese Situation ist mit der eines Menschen vergleichbar, der sich aus irgendwelchen Gründen irgendwann in seinem Leben dafür entschieden hat, z.B. Schuster, Gewerkschaftsfunktionär, Kunstturner oder Popstar zu werden: Je besser die betreffende Person eine dieser Funktionen zu erfüllen imstande ist, desto schwerer fällt es ihr später, noch einmal etwas anderes zu machen.

Das Fundament wird gelegt: Die Herausbildung des Gehirns

Am Anfang können sich noch alle Nervenzellen teilen. Je weiter die dabei entstehenden Tochterzellen aus dem inneren Bereich des Neuralrohres abgedrängt werden und in die Randgebiete auszuwandern beginnen, desto stärker geraten sie nun in den Einflussbereich von Nachbarzellen, die bereits älter und schon spezialisierter sind. Deren äußere Zellmembranen enthalten charakteristische »Erkennungsmoleküle«, die die Wanderung der Neuankömmlinge lenken. Außerdem geben diese bereits spezialisierten Nachbarzellen bestimmte »Signalstoffe« ab, die den neu eingewanderten Zellen gewissermaßen »vorschreiben«, auf welche Leistungen und Funktionen sie sich fortan zu spezialisieren haben. Die innere Organisation dieser Zellen passt sich nachfolgend immer besser an diese neuen Aufgaben an, bis die betreffenden Zellen ihre ursprüngliche Teilungsfähigkeit verloren haben. Sie sind dann gewissermaßen »erwachsen« geworden.

Am längsten von diesem Schicksal verschont bleiben all jene Nervenzellen, die das Glück haben, nicht allzu rasch aus der Mitte, d. h. vom inneren Rand des Neuralrohres, nach außen abgedrängt zu werden. Am Vorderende dieses Rohres, dort wo später einmal der Kopf des Kindes entsteht, ist dessen Innenraum etwas erweitert. All jene Nervenzellen, die zufällig um diesen erweiterten Innenraum herum angeordnet sind, bilden gewissermaßen die äußere Ummantelung eines kleinen, mit Flüssigkeit gefüllten Bläschens (Ventrikel). Hier herrschen optimale Bedingungen für weitere Zellteilungen, und die Gefahr einer raschen Abdrängung der Tochterzellen aus diesem Bereich ist geringer als in den mittleren und hinteren Bereichen des Neuralrohres. So entsteht um dieses kleine Bläschen herum eine immer dicker werdende Zellmasse. Deren wachsender Druck auf den Innenraum führt dazu, dass sich vorn noch weitere Bläschen abschnüren: zwei hintereinanderliegende und schließlich ganz vorn noch ein Doppelbläschen (die beiden Seitenventrikel). Damit ist die Grundstruktur des späteren Gehirns vorgegeben: Die um den ersten Ventrikel herum gebildeten Nervenzellen werden zum Stammhirn, die des zweiten zum Mittelhirn, die des dritten zum Zwischenhirn und die der beiden vorderen zu den beiden Großhirnhemisphären. Die von den teilungsfähig gebliebenen Nervenzellen in den ventrikelnahen Bereichen gebildeten Tochterzellen werden in diesen verschiedenen Abschnitten des Gehirns nach außen gedrängt und gruppieren sich dort zu einzelnen Zellhaufen (den Kerngebieten) bzw. ordnen sich in übereinandergelagerten Schichten (den Laminae) an. Aus einer kleinen Ausstülpung zwischen den beiden hinteren Ventrikeln entsteht eine weitere, sehr teilungsintensive Zone, aus der später das Kleinhirn hervorgeht. Hier liegen die teilungsfähigen Zellen an der äußeren Oberfläche, und die neu gebildeten Nervenzellen werden nach innen abgedrängt, wo sie sich zunächst in verschiedenen Kerngebieten und später in deutlich voneinander abgrenzbaren Zellschichten anordnen.

All diese Wanderungsprozesse der durch Teilung neu entstandenen und aus der teilungsfähigen Zone abgedrängten Nervenzellen werden durch sogenannte Signalstoffe (»Lockstoffe«) und Adhäsionsmoleküle der bereits in diesen Bereichen angekommenen »älteren« Nervenzellen gelenkt und gesteuert. Zusätzlich fungieren bereits entstandene Blutgefäße und lange Fortsätze von ebenfalls vorher entstandenen und ausgewanderten »Helferzellen« (Astroglia) als »Wegweiser« für diese Wanderungen der Nervenzellen zu ihren jeweiligen späteren »Einsatzorten«. Auch wenn dieser ganze Mikrokosmos an Orientierung bietenden, wegweisenden chemischen Signalen bis heute noch nicht vollständig entschlüsselt ist, so lässt sich doch bereits sehr gut erkennen, dass die Bildung, die Wanderung und die für das menschliche Gehirn typische Anordnung der Nervenzellen während der Hirnentwicklung weder zufällig erfolgt noch von richtungsweisenden genetischen Programmen gelenkt und gesteuert wird. Die genetischen Anlagen legen lediglich fest, welche Leistungen die Nervenzellen zu erbringen imstande sind, wenn sie in eine bestimmte Situation geraten. Wie jedoch die konkrete Situation (oder die Abfolge bestimmter Anforderungen, in die eine Nervenzelle auf ihrem Entwicklungsweg gerät) aussieht, wird durch all das bestimmt, was bereits vorher innerhalb des Embryos passiert ist: welche anderen Zellen bereits entstanden sind, auf welche Weise sich diese in den verschiedenen Bereichen bereits spezialisiert haben, welche »Wegweiser« und »Spezialisierungssignale« sie für die Neuankömmlinge bereitstellen und welche Rahmenbedingungen sie vorfinden. Alles, was neu hinzukommt, wird also automatisch in das eingebettet und in seiner weiteren Entwicklung durch das festgelegt, was bis dahin bereits entstanden ist. Jeder neu gebildeten Nervenzelle geht es also im Prinzip so ähnlich wie einem neugeborenen Kind, das in eine Familie und später in eine bestimmte menschliche Gemeinschaft hineinwächst und die dort herrschenden Anforderungen, Regeln und Verhaltensweisen übernimmt und sich zu eigen macht.

Aus Verbindungen werden Netzwerke: Die nutzungsabhängige Strukturierung des Gehirns

Die Ausreifung der verschiedenen Kerngebiete und Verbindungen innerhalb des sich entwickelnden embryonalen Gehirns erfolgt auch im weiteren Verlauf so, wie sie bereits begonnen hat: von den älteren, hinteren Abschnitten (Rückenmark, Stammhirn) über die mittleren (Mittelhirn, Zwischenhirn) zu den jüngsten, ganz vorn liegenden Arealen (Vorderhirnhemisphären). Während in den vorderen Bereichen der Hemisphären die Zellteilung noch in vollem Gange ist, haben sich die im Stammhirn gebildeten Nervenzellen bereits zu mehr oder weniger deutlich voneinander abgegrenzten Gruppen, den sogenannten Kerngebieten, zusammengelagert und beginnen nun schon Fortsätze auszubilden. Ähnlich wie vorher die Nervenzellen auf ihrer Wanderung wachsen auch diese Fortsätze entlang unsichtbaren Strömungen von Signalstoffen in eine für jedes Gebiet typische Richtung weiter aus. Wenn sie dort angekommen sind, verzweigen sich die Enden dieser Fortsätze vielfach und bilden mit den dort liegenden Nervenzellen und deren Fortsätzen sogenannte synaptische Kontakte aus. Auf diese Weise entsteht ein dichtes Netzwerk von Verbindungen zwischen den Nervenzellen, in dem sich nun auch die ersten elektrischen Erregungsmuster auszubreiten beginnen. Zu Beginn sind diese Erregungsmuster noch sehr labil und ungeordnet. Oft entsteht die Erregung spontan an irgendeiner Stelle und breitet sich anschließend über das bereits entstandene Netzwerk von Kontakten aus. Die Weiterleitung einer solchen Erregungswelle führt jedoch bisweilen auch dazu, dass am Ende der Kette eine Reaktion ausgelöst wird, die die eigentliche Ursache für die entstandene Erregung unterdrückt oder abstellt. Diese Situationen sind mit einem Hausbrand vergleichbar, der jemanden dazu veranlasst, Alarm zu schlagen, worauf dann die Feuerwehr anrückt und den Brand löscht. In beiden Fällen handelt es sich um einfache Regelkreise. Sowohl im Fall des Brandes und der daraufhin herbeieilenden Feuerwehr wie auch im Fall des entstehenden Netzwerks im Gehirn funktioniert ein solcher Regelkreis umso besser, je häufiger er aktiviert und entsprechend eingeübt und dabei eingefahren und gebahnt wird.

Im Gehirn entstehen so zunehmend für die Lösung verschiedener Aufgaben geeignete Beziehungsmuster zwischen den Nervenzellen, die dabei die Steuerung und Lenkung aller möglichen Aufgaben allmählich »erlernen« und sich so als »Kommunikationsnetze« immer besser organisieren und miteinander verbinden. All jene Kontakte,

Verbindungen und schließlich auch ganze Nervenzellen, die nicht in derartige funktionelle Netzwerke integriert werden können, werden später einfach wieder abgebaut. Diejenigen Nervenzellen, die am Anfang der Reaktionskette liegen und von denen die Erregung normalerweise ausgelöst wird, spezialisieren sich auf die Umformung und Weiterleitung bestimmter Signale, die aus der Außenwelt oder aus den verschiedenen Bereichen des Körpers im Gehirn eintreffen (»Sinneszellen«). Diejenigen, die am Ende einer solchen Reaktionskette liegen, leiten die ankommende Erregung auf sogenannte Effektorzellen (Muskel-, Drüsen- oder andere Körperzellen) weiter, die immer dann, wenn eine solche Erregung eintrifft, eine bestimmte Reaktion in Gang setzen (z. B. als Drüsenzellen ein Hormon ausschütten oder sich als Muskelzellen kontrahieren).

Die im Stammhirn auf diese Weise entstehenden Reaktionsketten und Netzwerke sind noch relativ einfach aufgebaut. Sie sind für die Steuerung basaler Körperfunktionen zuständig, also beispielsweise für die Regulation der Atemmuskulatur, des Herz-Kreislauf-Systems, der Körpertemperatur oder des vegetativen Nervensystems, das seinerseits wiederum für die Abstimmung und die Regulation verschiedenster Organfunktionen verantwortlich ist.

Wesentlich komplexer entwickelt und noch stärker miteinander und mit den Zellgruppen des Stammhirns verknüpft sind die Netzwerke, die sich im Mittelhirn und im Zwischenhirn herausbilden. Hier entstehen komplizierte Verschaltungsmuster zwischen den Nervenzellen, die als neuronale Regelsysteme für die Koordination voneinander abhängiger Organfunktionen und Stoffwechselleistungen und für die Steuerung einfacher, schematischer Bewegungsabläufe und Reaktionen zuständig sind. In diesen mittleren Bereichen des sich entwickelnden Gehirns werden die von verschiedenen Sinnesorganen und aus dem Körper eintreffenden Signale zu einem zwar noch sehr schematischen, aber doch schon ganzheitlichen »Gesamtbild« zusammengefügt. Die so entstehenden Erregungsmuster wirken dann ihrerseits als Auslöser für den Aufbau ebenfalls noch schematischer, aber eben auch schon ganzheitlicher Reaktions- und Handlungsmuster. Zeitlebens bleiben die hier bereits vor der Geburt geknüpften Netzwerke und Verschaltungsmuster bestimmend für all die nicht bewusst wahrnehmbaren Eindrücke, die das Gehirn immer dann registriert und in irgendwelche Stimmungen und Reaktionen umsetzt, wenn sich im Körper oder in den Umgebungsbedingungen etwas Entscheidendes zu verändern beginnt, z. B. wenn der Blutzuckerspiegel absinkt und wir hungrig werden, wenn wir so ein komisches Gefühl im Bauch verspüren, weil wir Angst vor etwas bekommen, das wir noch nicht kennen, geschweige denn benennen können, wenn wir uns, ohne zu wissen, weshalb, von innen her angetrieben und tatendurstig oder lethargisch und mutlos fühlen. Auch wenn so etwas wach wird, das wir Instinkt oder Trieb nennen, oder wenn unser körpereigenes Abwehrsystem aktiviert wird, weil sich im Körper eine Infektion auszubreiten beginnt, wenn wir das Gesicht verziehen, weil etwas eklig auf uns wirkt, oder wenn uns ein wohliges Gefühl durchströmt, weil wir eine Nougattrüffel auf der Zunge zergehen lassen – immer sind diese sehr früh entstandenen gut gebahnten Verschaltungsmuster im Mittel- und Zwischenhirn für das Zustandekommen der diesen Regungen zugrunde liegenden Erregungsmuster verantwortlich.

Erst sehr spät, zum Zeitpunkt der Geburt, erlöscht auch in der jüngsten Hirnregion, im Vorder- oder Großhirn, die Teilungsfähigkeit der meisten Nervenzellen (nur ein kleiner Rest bleibt in einem speziellen Hirngebiet, dem Gyrus dentatus des Hippocampus, zeitlebens weiter teilungsfähig). Auch die Wanderung der an der Innenwand der beiden Großhirnhemisphären gebildeten Nervenzellen in die Außenbereiche der sogenannten Großhirnrinde ist jetzt weitgehend abgeschlossen. Die Zellen liegen nun in den verschiedenen Bereichen der Hirnrinde mehr oder weniger gut geordnet in mehreren Schichten übereinander. Sie setzen noch lange nach der Geburt, in manchen Regionen sogar zeitlebens, fort, womit sie bereits vor der Geburt begonnen haben: Fortsätze auszutreiben, ein dichtes Gestrüpp an Verzweigungen auszubilden und ein viel zu großes Angebot an synaptischen Verknüpfungen bereitzustellen, das nachfolgend – wenn dieses Angebot nicht wirklich genutzt wird – wieder aufgelöst und zurückgebildet wird.

Fast scheint es so, als könne sich das Vorderhirn – weil alle für das unmittelbare Überleben erforderlichen neuronalen Netzwerke und synaptischen Verschaltungen zuvor bereits in den älteren Hirnbereichen, in Stammhirn, Mittelhirn und Zwischenhirn, angelegt worden sind – nun unendlich viel Zeit mit der Ausgestaltung all jener Nervenzellverknüpfungen lassen, die zum nackten Überleben nicht unbedingt erforderlich sind. Ausgerechnet diese »unnötigen« und erst zuallerletzt in der Hirnrinde herausgebildeten neuronalen Verschaltungen bilden aber die Grundlage für all jene Leistungen des menschlichen Gehirns, die im späteren Leben des Menschen besonders wichtig sind: Dazu zählt die Fähigkeit, aufrecht gehen zu lernen, eine Sprache zu erlernen und sich damit zu verständigen, Lesen, Schreiben und Rechnen sowie das Benutzen aller möglichen Geräte zu erlernen. Ferner gehört hierzu die Fähigkeit, ein Selbstbild und Selbstwirksamkeitskonzept zu entwickeln, psychosoziale Kompetenzen auszubilden, Handlungen planen und die Folgen des eigenen Handelns abschätzen zu lernen, sich selbst zu motivieren und die aus älteren Bereichen des Gehirns aufsteigenden Impulse und Triebe kontrollieren zu lernen. All das und noch vieles mehr erwirbt ein Kind erst schrittweise durch eigene Erfahrungen nach der Geburt. Wie gut diese Lernprozesse gelingen, hängt allerdings davon ab, wie sicher und wie fest das Fundament ist, das bereits vor der Geburt in Form der bis dahin entwickelten neuronalen Netzwerke und synaptischen Verschaltungsmuster angelegt worden ist. Dieses Fundament und der darauf bis zur Geburt bereits errichtete »Rohbau« sind in viel stärkeren Maß als bisher angenommen maßgeblich dafür verantwortlich, welche Gestalt das daraus später entstehende Haus einmal annehmen kann. Auf wackligen Fundamenten lassen sich keine Hochhäuser errichten, und Häuser, die auf Sand gebaut sind, rutschen später allzu leicht weg.

Sieben

Das Erwachen der Sinne

Ein auf Lernen ausgerichtetes Gehirn braucht Reize von außen, um sich entwickeln zu können und seine Potenziale zu entfalten. Durch die Entstehung der Sinnesorgane wird das ungeborene Kind mit einem ständigen, sich immer verändernden Strom von Eindrücken versorgt. Die Sinnesorgane sind sozusagen die »Fühler«, mit denen es nun auch die äußere Welt kennenlernt.

Wenn wir von Sinnesorganen sprechen, meinen wir zunächst das Auge (Sehen), das Ohr (Hören und Gleichgewicht), die Nase (Riechen), Zunge (Schmecken) und Haut (Tasten). Sie alle liefern Informationen über den Zustand der äußeren Welt. Es gibt aber auch Rezeptoren, die die innere Welt registrieren, wie Temperatur, Blutdruck oder Schmerz. Andere sammeln Daten über die Beziehung zwischen der inneren und der äußeren Welt, wie z. B. die Rezeptoren in den Muskeln, Gelenken und den Gleichgewichtsorganen, mit denen die Lage des Körpers im Raum analysiert wird. Jedes dieser Sinnesorgane kann nur einen Teil der Welt abbilden und ist für sich genommen ziemlich begrenzt. Erst wenn alle sensorischen Informationen miteinander verknüpft werden, gelingt es, sich immer besser in der Welt zurechtzufinden und zu einem umfassenderen Bild der Welt zu gelangen. Diese Verknüpfungen entstehen im Gehirn. Hier kommt es zu einer engen Verflechtung der verschiedenen Sinnesmodalitäten einerseits und der Sensorik (Sinneseindrücke) und Motorik (Bewegung) andererseits. Die Motorik ermöglicht es dem ungeborenen Kind, mit seiner Gestik, Mimik und anderen Bewegungsimpulsen auf sensorische Eindrücke zu reagieren. So kann es sich z. B. bei einem lauten Geräusch erschreckt zusammenziehen oder bei den ruhigen, schaukelnden Gehbewegungen seiner Mutter ein Nickerchen machen. Es kann sich aber auch aktiv und selbstständig auf die Suche nach sensorischen Eindrücken begeben, indem es z. B. an der Nabelschnur saugt oder mit ihr spielt oder seinen Kopf an die Plazenta legt.

Während der intrauterinen Phase werden die Sinnesorgane nicht nur in ihrer Struktur angelegt; genau wie alle anderen Organe nehmen sie gleichzeitig ihre Funktion auf, zunächst natürlich noch rudimentär, im Laufe der Entwicklung aber immer komplexer. Das »Erwachen der Sinnesorgane« ist dabei einerseits vom Stand der Hirnentwicklung abhängig; auf der anderen Seite aber stimuliert der immerwährende und sich ständig verändernde Strom von Sinneseindrücken wiederum die Entwicklung des Gehirns. Diese Wechselwirkung macht noch einmal deutlich, wie wichtig der Austausch zwischen »innen« und »außen«, zwischen Fötus und gebärmütterlicher Umgebung für die gesamte Entwicklung ist. Die Sinnesorgane spielen dabei eine Schlüsselrolle.

Die wissenschaftliche Erforschung der Sinnesorgane des ungeborenen Kindes beschäftigt sich mit verschiedenen Fragen, denen auch wir im Folgenden nachgehen wollen: Ab wann kann man von funktionierenden Sinnesorganen sprechen? Wie funktionieren sie, und inwiefern sind sie dem Fötus nützlich? Kann der Fötus aus den gebärmütterlichen Sinneseindrücken für sein nachgeburtliches Leben lernen, und welche Vorteile würde das bieten?

Historisch gesehen hat die Forschung in diesem Bereich durch die Einführung der Ultraschalltechnik großen Auftrieb bekommen. Endlich konnte man das Verhalten des ungeborenen Kindes direkt beobachten. Hinzu kam eine allgemeine gesellschaftliche Entwicklung: Man fing an, sich zunehmend für die Fähigkeiten von Neugeborenen zu interessieren, und nahm mit Erstaunen zur Kenntnis, dass deren Verhalten viel kompetenter und komplexer war, als man gedacht hatte. Die bisherige Vorstellung, dass diese Fähigkeiten während der Schwangerschaft brachliegen und sozusagen mit der Geburt »auf einmal« einsatzfähig sind, erwies sich bald als zu absurd. Auch wenn fötale Verhaltensforscher ihr Forschungsgebiet selbst noch im »Embryonalstadium« ansiedeln, haben die wissenschaftlichen Untersuchungen bereits einen Schatz an beeindruckenden Ergebnissen hervorgebracht. Allerdings muss einschränkend festgehalten werden, dass ihre Aussagekraft natürlich immer von der Qualität der verwendeten Methoden und Messinstrumente abhängt. Die Wissenschaft hat in der Vergangenheit, was dies betrifft, auch einige falsche Ideen in Umlauf gebracht. Außerdem sind die Möglichkeiten der Forschung an Föten aus praktischen, aber auch ethischen Gründen begrenzt. Dennoch geben uns diese Forschungsergebnisse Gelegenheit, wie durch ein Fenster Einblick in die pränatale Welt zu gewinnen und das ungeborene Kind und seine Fähigkeiten besser kennenzulernen.

Tasten und Fühlen: Sich selbst und das andere spüren

Die Haut ist das erste Sinnesorgan, das seine Funktion aufnimmt. Ihre Rezeptoren werden durch Berührungsimpulse aktiviert. Schon im Alter von acht Wochen reagiert der Fötus, wenn etwas seine Lippen berührt. Er ist zu diesem Zeitpunkt ungefähr 2,5 Zentimeter groß. Im Laufe der Zeit weitet sich die Berührungsempfindlichkeit immer mehr aus: In der 14. Schwangerschaftswoche werden Berührungen außer auf dem Rücken und der Schädeldecke am ganzen Körper wahrgenommen. Interessant ist, dass sich die Empfindsamkeit zuerst in den Körperbereichen entwickelt, die später besonders sensibel sind, wie Lippen, Gesicht und Genitalien.

Es ist sicher kein Zufall, dass die Haut das erste Sinnesorgan ist, das seine Funktion aufnimmt. Die Haut ist das Sinnesorgan, das für das Überleben am wichtigsten ist. Sie ist lebensnotwendig. Im Gegensatz zu den anderen Sinnesorganen kann man auf sie nicht verzichten. Hätte man keine Hautwahrnehmungen, wüsste man nicht, wo der eigene Körper zu Ende ist.

Berührungen sind das Medium, das über die Haut den Tastsinn aktiviert. Natürlich ist die Gebärmutter eine Umgebung, die Berührungen ermöglicht. Es gibt die Gebärmutterwand, die Nabelschnur und die Plazenta: Durch Haltung, Lageveränderung oder Bewegung der Mutter kommt das Kind sozusagen passiv damit in Kontakt. Im letzten Drittel der Schwangerschaft erlebt das Kind durch den zunehmenden Raummangel in der Gebärmutter einen intensiven und, bei den Wehen während der Geburt, sehr kräftigen Berührungskontakt. Die Enge in der Gebärmutter vermittelt auf jeden Fall Berührungsreize »rundum«.

Das Kind sucht aber auch selbst aktiv nach Berührungskontakten mit seiner Umgebung. In Ultraschallaufnahmen lässt sich beobachten, wie manche Kinder z. B. mit der Nabelschnur spielen oder die Plazenta wie ein gemütliches Kissen benutzen. Das Kind berührt sich auch selbst. Es nuckelt an seinen Gliedmaßen und fasst seinen Körper an. Zwillinge werden durch ihren Bruder oder ihre Schwester neun Monate lang kontinuierlich mit vielfältigsten Berührungsreizen konfrontiert. Und natürlich kommt es auch zu einer Berührung, wenn Mutter oder Vater die Hände liebevoll auf den Bauch legen. Viele Eltern bestätigen, dass das Kind diesen Kontakt wahrnimmt und aktiv danach sucht.

Der Tastsinn hat eine besondere Bedeutung für die Entwicklung des Kindes. Die Haut ist ein sehr großflächiges Sinnesorgan, das kontinuierlich Informationen über die Umgebung liefert. Damit ist die Haut das Organ, das den Körper für »Empfindungen« sensibilisiert. Diese Empfindungen werden im Organismus, so klein er auch ist, hinsichtlich ihrer Qualität »bewertet« und mit entsprechendem Verhalten beantwortet. Die Bewertungskategorien beschränken sich zunächst wahrscheinlich auf »angenehm« und »unangenehm«, implizieren aber dennoch eine gewisse rudimentäre psychische Aktivität. Körperliches Empfinden und seelisches Fühlen bauen also sozusagen aufeinander auf und werden eng miteinander verknüpft: Denn was wir empfinden, hat Einfluss darauf, was und wie wir uns fühlen.

Durch Berührungen liefert die Haut dem Gehirn andererseits auch Informationen über die Oberfläche des eigenen Körpers. So entsteht eine Art innere Landkarte der Körperoberfläche. Wir wissen aus der Säuglingsforschung, dass der Körperkontakt des Kindes mit seiner Mutter oder anderen Pflegepersonen für die körperliche, aber auch die emotionale Entwicklung wesentlich ist; vorausgesetzt natürlich, dass es sich um Berührungskontakte handelt, die feinfühlig und auf die Bedürfnisse des Säuglings abgestimmt sind. Körperkontakt vermittelt dem Kind Wärme, Sicherheit und Schutz, sodass es sich entspannen kann. Außerdem ermöglicht Körperkontakt durch das Empfinden der Körpergrenzen die Wahrnehmung körperlicher Kohärenz und Kontinuität. Langfristig ist das eine wichtige Voraussetzung für die Entwicklung der eigenen Identität, denn über die Empfindung der eigenen Körpergrenzen kann das Kind sich als eigene Person (»das bin ich«) und den anderen als getrennt von sich erleben (»das bist du«). Vielleicht, aber dies können wir natürlich nur ahnen, beginnt diese Entwicklung schon mit der Erfahrung der eigenen Körpergrenzen im Mutterleib. Indem pränatale Berührungskontakte dem Kind erste Erfahrungen mit seiner Körperoberfläche ermöglichen, ist das der rudimentäre Beginn der Selbstwahrnehmung – einer der wichtigsten psychischen Fähigkeiten des Menschen.

Die Frage, ob Föten Schmerzen empfinden, ist Gegenstand heftiger Diskussionen. Dass hier mitunter Gefühle hochkochen können, wird verständlich, wenn man bedenkt, dass es vor allem Manipulationen von außen sind, die dem ungeborenen Kind potenziell Schmerzen bereiten können. Man denke nur an Abtreibungen, Verletzungen bei der Fruchtwasserpunktion, operative Eingriffe oder den Umgang bei Fehlgeburt, Kaiserschnitt und Frühgeburt. Bis vor wenigen Jahrzehnten wurden Neugeborene noch ohne Narkose operiert, weil man davon ausging, dass sie aufgrund der Unreife ihres Gehirns noch keinen Schmerz empfinden könnten. Für die vorgeburtliche Entwicklung gibt es bis jetzt noch keine eindeutige Antwort auf diese Frage. Das Ganze wird auch dadurch kompliziert, dass man nur indirekt auf die Schmerzerfahrung des ungeborenen Kindes schließen kann. Außerdem reagiert der Fötus möglicherweise anders auf potenziell schmerzhafte Reize als wir. Sicher ist, dass Schmerzreaktionen im Gesicht oder in der Motorik bei Frühgeborenen ab der 23. Woche feststellbar sind. Föten im Alter von 19 Wochen, die einer schmerzhaften Prozedur (Einführung der Nadel bei intrauteriner Bluttransfusion) ausgesetzt sind, geben als Antwort darauf Stresshormone ab. Auch wird berichtet, dass manche Föten bei einer Abtreibung zwischen der 21. und 23. Schwangerschaftswoche hörbar schreien. Wegen der unklaren Sachlage fordern einige englische Wissenschaftler bei Abtreibungen ab der 17. Schwangerschaftswoche vorsorglich Anästhesie für den Fötus. Interessant ist in diesem Zusammenhang auch, dass schmerzhemmende Systeme erst gegen Ende der Schwangerschaft wirksam werden, sodass man sogar davon ausgehen muss, dass Föten ab dem Ende des zweiten Trimesters eher mehr Schmerzen wahrnehmen als Neugeborene.

Schmecken und Riechen: Das andere in sich aufnehmen

Um riechen zu können, braucht man Luft. Die ist in der Gebärmutter nicht vorhanden. Das Fruchtwasser enthält allerdings eine ganze Reihe von Stoffen, die sowohl die Geschmacks- als auch die Geruchsrezeptoren stimulieren können. Darum wird intrauterin nicht zwischen Schmecken und Riechen unterschieden.

Je nach Ernährungsweise der Mutter bekommt das Fruchtwasser eine etwas andere Geschmacksrichtung. Offenbar nimmt das ungeborene Kind diese Unterschiede schon wahr; jedenfalls trinkt es regelmäßig davon. In einem Experiment wurde einer Gruppe schwangerer Frauen, die eine Vorliebe für Anis hatten, erlaubt, Produkte mit Anisgeschmack nach Herzenslust zu essen. Eine andere Gruppe schwangerer Frauen nahm in dieser Zeit keinerlei Anis zu sich. Wie man weiß, verteilt sich Anis in alle Körperflüssigkeiten. Es gelangt also auch ins Fruchtwasser. Ein Fötus, der Fruchtwasser trinkt, kommt folglich auch in den Genuss von Anisaroma. Wenige Stunden nach der Geburt wurde den Neugeborenen für kurze Zeit ein Wattebausch mit Anisöl unter die Nase gehalten. Die Babys, deren Mütter Anis zu sich genommen hatten, reagierten darauf positiv. Die Babys der Kontrollgruppe zeigten keine Reaktionen. Das gleiche Experiment kann man übrigens auch mit Knoblauch durchführen.

Es ist bekannt, dass die Ernährungsgewohnheiten der Mütter die geschmacklichen Vorlieben ihrer neugeborenen Kinder beeinflussen. Föten lieben aber vor allem »Süßes«: Je süßer das Fruchtwasser, desto mehr trinken sie. Setzt man ihm eine bittere Substanz zu, saugen und schlucken sie deutlich weniger. Übrigens mögen Föten auch kein Nikotinaroma, und auch Spuren von Alkohol im Fruchtwasser schmecken ihnen nicht.

Die Tatsache, dass das ungeborene Kind schmecken und Geruchsstoffe wahrnehmen kann, hat eine besondere biologische Bedeutung.

Das Kind erkennt seine Mutter später nach der Geburt am Duft der Muttermilch wieder. Außerdem riechen die Brustwarzen der Mutter nach bestimmten Pheromonen (Duftstoffen), die auch im Fruchtwasser enthalten sind. Das Neugeborene braucht sich also nur an der vertrauten Duftnote zu orientieren, um den Ort zu finden, der Nahrung verspricht. Es sind also nicht irgendwelche Instinkte, die das Suchverhalten nach der Brustwarze regeln, sondern es geht eigentlich nur »der Nase nach«. Wenn man dem Fruchtwasser von Kaninchen vor der Geburt Zitronenaroma zusetzt, suchen die Neugeborenen die Zitzen überall dort, wo es nach Zitrone riecht – wenn es sein muss, sogar auf dem Rücken ihrer Mutter. Die Geschmacks- und Geruchserfahrungen in der Gebärmutter bereiten das Kind also ein Stück weit auf sein Leben nach der Geburt vor: Es »weiß«, wie der Ort riecht, der Vertrautheit, Sicherheit und Nahrung verspricht. Dass wir diesen Ort »Mutter« nennen, ist für das Neugeborene nicht wichtig. Die Hauptsache ist, dass es sie und ihre Vorlieben schon ein bisschen kennt. Es hat Erfahrungen damit, wie sie »schmeckt«. Bekannte Geschmacks- oder Duftnoten werden mit der Mutter bzw. mit dem mütterlichen Milieu assoziiert. Diese vorgeburtlichen Erfahrungen tragen dazu bei, dass das Kind nach der Geburt bereits mit dem Duft seiner Mutter vertraut ist.

Sehen und Hören: Eine Brücke zum anderen schlagen

Sehen und Hören sind sogenannte »Fernsinne«. Sie informieren uns über Ereignisse, die außerhalb unseres Körpers geschehen. Wie alle Sinne werden sie pränatal angelegt und brauchen, um sich entwickeln zu können, die Stimulation von außen.

Viel zu sehen gibt es in der uterinen Welt natürlich nicht. Nur sehr vage dringen Lichtstrahlen in diese dunkle Welt vor. Ab der

26. Schwangerschaftswoche reagiert der Fötus nachweislich auf Licht. Allerdings sind die Fotorezeptoren im fötalen Auge schon im Alter von 16 Wochen lichtempfindlich. In dreidimensionalen Ultraschallaufnahmen ist zu beobachten, dass Föten mit 18 Wochen die Augen öffnen können. Bisher dachte man, dass die Augenlider fest verschlossen seien und sich erst ab der 26. Woche öffneten. Die Entwicklungszeit der Sehfähigkeit setzt allerdings erst nach der Geburt ein, dann nämlich, wenn auch visuelle Reize vorhanden sind, die sie stimulieren. Und was das Neugeborene als Erstes sehen und erkennen lernt, ist das Gesicht der Mutter.

Was das Hören betrifft, ist der Fötus in seiner intrauterinen Umwelt einer ganzen Geräuschkulisse ausgesetzt: Er hört den Herzschlag der Mutter als ständigen rhythmischen Hintergrundreiz. Er vernimmt die Geräusche ihres Darmes und anderer innerer Organe. Und auch Geräusche der Außenwelt dringen in die Welt des ungeborenen Kindes vor. Besonders wichtig dabei sind Stimmen, insbesondere die der Mutter.

Ab wann der Fötus hören kann, lässt sich nur indirekt feststellen. Auf jeden Fall löst ein auditiver Reiz zwischen der 20. und 24. Schwangerschaftswoche eine motorische Reaktion beim Fötus aus. Bei lauten Geräuschen erschrickt er, bei leisen Geräuschen scheint er interessiert zu lauschen. Er reagiert auf die Töne, die von außen zu ihm durchdringen. Manchmal werden dadurch Bewegungen ausgelöst, manchmal werden Bewegungsabläufe durch ein äußeres Geräusch unterbrochen. Offenbar beeinflussen Hörerfahrungen die Befindlichkeit des Fötus.

Der Herzschlag der Mutter nimmt dabei eine besonders wichtige Stellung ein. Seine Charakteristik wird schon im Mutterleib wahrgenommen. Neugeborene schreien weniger, verlieren weniger Gewicht und sind insgesamt entspannter, wenn ihnen eine Tonaufnahme des mütterlichen Herzschlags vorgespielt wird. Ganz offensichtlich erinnert sich das Kind an den vertrauten, kontinuierlichen Herzschlag, den es aus der Gebärmutter bereits kennt. Man braucht dem Kind aber kein Band vorzuspielen, um diesen Effekt hervorzurufen. Man braucht es nur im Arm zu halten. Denn die Nähe zum mütterlichen Herzen ist für Babys der Lieblingsplatz.

Die Rhythmik des Herzschlags gehört also zu unserem primären, vorgeburtlich geprägten Erfahrungsschatz. Die Frequenz des Herzschlags hängt dabei von der jeweiligen emotionalen Befindlichkeit ab. Wenn die Mutter Musik hört oder singt, beruhigt sich ihr Herzrhythmus. In der Schwangerschaftsbegleitung macht man sich dies mittlerweile zunutze. Immer öfter werden Kurse angeboten, in denen Schwangere gemeinsam singen. Ungeborene Kinder scheinen das sehr zu mögen. Dazu tragen wahrscheinlich verschiedene Faktoren bei: die Musik an sich, die Freude und Entspannung der Mutter beim Singen, die freundliche Aufmerksamkeit für das Kind und das Gefühl der Verbundenheit mit anderen Frauen in der gleichen Lebenssituation. Oft wird berichtet, dass sich Föten Musikstücke, die während der Schwangerschaft häufig gespielt werden, merken können. So gibt es Berichte von Berufsmusikern, die bestimmte Musikstücke zu ihrer eigenen Überraschung so gut kannten, dass sie schon wussten, wie das Stück weitergeht, bevor sie das Notenblatt umgeschlagen hatten. Es stellte sich heraus, dass ihre Mutter genau diese Stücke während der Schwangerschaft intensiv geübt hatte. Diese Erinnerungsfähigkeit gilt übrigens nicht nur mit Blick auf berühmte Musikstücke, sondern auch hinsichtlich der Erkennungsmelodie einer englischen Seifenoper! Neugeborene von Müttern, die während der Schwangerschaft täglich eine solche Fernsehsendung gesehen hatten, reagierten mit sofortiger Beruhigung, wenn sie diese Musik hörten. Sie hatten als Föten gelernt, dass diese Melodie eine gemütliche Zeit einläutet.

Eine besondere Vorliebe ungeborener Kinder gilt der Stimme der Mutter. Sie kennen sie gut, und als Neugeborene hören sie sie lieber als irgendwelche unbekannten Stimmen. Besonders interessiert reagieren sie, wenn man ihnen die Stimme der Mutter so präsentiert, wie sie im Mutterleib geklungen hat. Die mütterliche Stimme erreicht den Fötus übrigens nicht nur wie andere (Stimm-)Geräusche von außen über das Gewebe, sondern auch zusätzlich über die Knochen der Wirbelsäule und des Beckens. Das Becken gerät im Bereich von 2500 bis 3000 Hertz in Schwingung. Dies ist genau die Frequenz, die einer Frauenstimme entspricht. Hinzu kommt, dass die Beckenschalen einen Resonanzkörper bilden, durch den die Oberschwingungen wie bei einem Lautsprecher verstärkt werden. Die mütterliche Stimme ist dadurch innerhalb der uterinen Welt ziemlich gut wahrnehmbar. Wenn man davon ausgeht, dass die Stimme nicht nur hörbar, sondern über Schwingungen auch fühlbar ist, wird das Kind die ganze Schwangerschaft über in irgendeiner Weise von der mütterlichen Stimme begleitet.

Für Stimmen, die von außen kommen, gilt übrigens, dass vor allem niedere Frequenzen zum Ohr des Kindes im Mutterleib vordringen. Männerstimmen sind demnach leichter für den Fötus wahrnehmbar als Frauenstimmen. Das ist eine gute Nachricht für die Väter. Auch sie können damit rechnen, bereits vor der Geburt einen Platz in der klanglichen Welt ihres Kindes einzunehmen.

Durch das Fruchtwasser, die Gebärmutterwand etc. werden Geräusche anders wahrgenommen, als wir das gewöhnt sind. Das ungeborene Kind scheint mehr Vokale als Konsonanten wahrzunehmen, und bei Musik scheint es Geigen schlechter, Schlagzeuge dagegen deutlicher zu hören. Wahrscheinlich klingt die menschliche Stimme, als käme sie hinter einem schweren Vorhang hervor. Das ungeborene Kind nimmt auch nicht einzelne Worte, sondern die Sprachmelodie und die damit verbundene emotionale Stimmung des Gesprochenen oder Gesungenen wahr. Es ist erstaunlich, wie differenzierungsfähig Föten am Ende des dritten Trimesters sind: So stellte sich heraus, dass die Kinder in der Lage sind, zwischen der Lautfolge »ba-bi-ba« und »bi-ba-bi« zu unterscheiden. Sie konnten auch Frauen- von Männerstimmen unterscheiden. In einem anderen Experiment wurde Föten in der 34. und 37. Schwangerschaftswoche zweimal täglich über Tonband eine bestimmte Geschichte vorgespielt. In der 37. Woche hatten sich die Föten offenbar an die Geschichte gewöhnt, denn sie reagierten darauf mit einem verlangsamten Pulsschlag. Spielte man ihnen jetzt jedoch eine andere Geschichte vor, die von der gleichen Frau vorgelesen wurde, kam es wiederum zu einer Beschleunigung des Pulses. Scheinbar fanden die kleinen Versuchspersonen die neue Geschichte interessant genug, um ihr Aufmerksamkeit zu schenken. Die Kinder waren also in der Lage, den Unterschied zwischen der ersten und der zweiten Geschichte wahrzunehmen.

Wie schon das Riechen, so richtet sich auch das Hören des Fötus vor allem auf seine Mutter aus. Es ist ihre Stimme, die er am besten wahrnehmen kann, der er am meisten Aufmerksamkeit schenkt. Er kann sie also nicht nur an ihrem Geruch, sondern auch an ihrer Stimme von allen anderen Menschen unterscheiden. Sie ist ihm vertraut und vermittelt ihm ein Gefühl von Sicherheit und Geborgenheit.

So ausgerüstet kann das ungeborene Kind den großen Herausforderungen begegnen, die das Leben nach der Geburt bereithält: Es weiß, an welche Person es sich halten muss, um ernährt zu werden. Es weiß, wo es die Brust finden kann. Es hat das Saugen schon ausgiebig im Mutterleib geübt, und glücklicherweise schmeckt das Kolostrum ähnlich wie das Fruchtwasser. Durch die über seine Sinnesorgane eintreffenden Informationen hat es für sein Überleben wichtige Aspekte der Welt schon im Mutterleib kennengelernt. Sein Gehirn hat sich über den beständigen Strom von verschiedenen Reizen aus dieser Welt einen Eindruck davon verschaffen können. Diese Eindrücke haben wiederum die Entwicklung seiner Hirnstrukturen beeinflusst. Sie sind Teil seiner ersten Lernerfahrungen geworden.

Acht

Lernen von Anfang an

Alles, worauf es im späteren Leben ankommt, muss ein Kind, das auf die Welt gekommen ist, erst noch lernen. In den letzten Jahren haben sich Hirnforscher intensiv mit der Frage beschäftigt, wie Lernen funktioniert und was dabei im Gehirn passiert. In ihren Untersuchungen sind sie auf eine sehr interessante Entdeckung gestoßen: Man kann mithilfe seines Gehirn gar nichts Neues lernen, sondern immer nur etwas Neues hinzulernen. Das hat einen sehr einfachen Grund: Neues kann nur im Hirn verankert werden, indem es mit etwas verbunden wird, das bereits vorhanden ist, das also bereits vorher erlernt worden ist. Das gilt für Erwachsene ebenso wie für Kinder. Gute Lehrer und kluge Eltern haben das schon immer gewusst: Einem Kind kann man nur dann etwas Neues beibringen, wenn es bereits über ein entsprechendes Vorwissen verfügt. Es muss also beispielsweise schon krabbeln können, bevor es in der Lage ist, auch laufen zu lernen. Ebenso muss es zunächst eine Sprache einigermaßen beherrschen, bevor man ihm Lesen und Schreiben beibringen kann.

Weshalb das so ist, können Hirnforscher inzwischen recht gut erklären: Immer dann, wenn über die Sinnesorgane eine neue Wahrnehmung zum Gehirn weitergeleitet wird, entsteht dort ein für diese Wahrnehmung charakteristisches Erregungsmuster, also ein bestimmtes »Geflimmer« der dabei erregten synaptischen Verbindungen. Dieses Geflimmer erzeugt im Gehirn eine gewisse Unruhe und stört die dort bis dahin »routinemäßig« ablaufenden Prozesse. Erst durch die so entstandene »Störung« wird man auf die neue Wahrnehmung aufmerksam und versucht, sie irgendwie einzuordnen. Im Gehirn wird jetzt intensiv nach einem bereits vorhandenen, durch frühere Erfahrungen entstandenen und entsprechend gebahnten Verschaltungsmuster gesucht, dessen Erregungsmuster (»Erinnerungsbild«) irgendwie zu dem durch die neue Wahrnehmung entstandenen Erregungsmuster (»Wahrnehmungsbild«) passt. Kann ein altes Muster aktiviert werden, das mit dem neuen völlig identisch ist, so wird die neue Wahrnehmung als bereits bekannt eingeordnet und »routinemäßig« beantwortet. In diesem Fall hat man überhaupt nichts hinzugelernt. Lässt sich trotz intensiver Bemühungen kein bereits vorhandenes Erinnerungsmuster aktivieren, das irgendwie zu dem neuen Wahrnehmungsmuster passt, wird die neue Wahrnehmung als völliger Unsinn behandelt, und es wird so getan, als sei überhaupt nichts passiert. Interessant wird es nur dann, wenn irgendein bereits vorhandenes Erinnerungsmuster aktiviert werden kann, das zumindest teilweise zu dem neuen Wahrnehmungsmuster passt. Dann wird das alte innere Bild so lange geöffnet, erweitert und umgeformt, bis das neue Wahrnehmungsbild irgendwie in dieses Erinnerungsbild eingefügt werden kann. In einem solchen Fall hat man etwas Neues hinzugelernt. Die bis dahin herrschende innere Unruhe löst sich plötzlich auf, alles passt wieder, man sagt »Aha!« und freut sich. Je häufiger einem Kind so etwas gelingt, desto größer wird seine Lust, sich auf neue Wahrnehmungen, neue Herausforderungen und neue Entdeckungen einzulassen.

»Lernen« ist also mehr als »bewusstes«, kognitives Lernen, das wir in der Schule gelernt haben, mehr als Englischvokabeln zu pauken, einen Aufsatz zu schreiben oder gymnastische Übungen zu machen. Unsere Lernfähigkeit ist viel komplexer: Ein Kind muss nämlich wirklich alles, was neu ist, lernen. Das betrifft eben nicht nur Wissen und Kenntnisse, sondern auch Fähigkeiten wie Laufen, Sehen und Fühlen. Zwar kommt jedes Kind mit der Fähigkeit zur Welt, laufen zu lernen; ohne die richtigen Impulse zur rechten Zeit, die das motorische System zur Ausreifung bringen, und ohne die bereits vorher gesammelten Erfahrungen mit der Nutzung des Bewegungsapparates wäre es aber um das Laufenlernen schlecht bestellt. Außerdem gibt es für das Erlernen bestimmter Fähigkeiten »kritische Perioden«, in denen die entscheidenden Lernerfahrungen gemacht werden müssen. So braucht man innerhalb der ersten fünf Lebensjahre visuelle Reize, um das Sehen zu erlernen. Nur während dieser Phase können die entsprechenden Nervenzellverbindungen im visuellen Kortex herausgebildet werden. Auch die emotionale Entwicklung ist abhängig von frühen Lernerfahrungen. Wir wissen heute, dass Babys eine stabile und feinfühlige Beziehung zu ihren Eltern brauchen, in der auf ihre Bedürfnisse in liebevoller und kontinuierlicher Weise eingegangen wird.

All das ist inzwischen recht gut nachgewiesen und auch nicht allzu aufregend. Wirklich spannend wird das alles erst dann, wenn man sich fragt, woher eigentlich das bereits vorhandene Wissen und die entsprechenden »Erinnerungsbilder« kommen, an die ein Neugeborenes die von ihm während und unmittelbar nach der Geburt gewonnenen neuen Wahrnehmungen anknüpft. Wir müssen nämlich vermuten, dass jedes neugeborene Kind bereits eine ganze Menge intrauterin gesammelte und als entsprechende »Erinnerungsbilder« abrufbare Erfahrungen mit auf die Welt bringt. Sonst könnte es nach der Geburt ja nichts Neues hinzulernen. Verstärkt wird diese Vermutung durch eine Beobachtung, die alle Eltern, Hebammen und Geburtshelfer immer wieder in Erstaunen versetzt. Sie alle wissen, wie neugierig ein Kind bereits kurz nach der Geburt ist und mit welcher Lust es sich darauf einlässt, die in dieser neuen Welt möglichen Wahrnehmungen in sich aufzunehmen. Neugeborene müssen also die Lust bereits kennen, die bei ihnen auch schon vor der Geburt immer dann entsteht, wenn es ihnen gelingt, eine neue Wahrnehmung mit ihrem bisherigen Wissen zu verbinden und in ihren bisherigen Erfahrungsschatz zu integrieren. Wenn also alle neuen Wahrnehmungen und alle neuen Eindrücke immer wieder an ältere, bereits vorhandene »Erinnerungsbilder« angeknüpft werden, so muss auch das ungeborene Kind zu jedem Zeitpunkt seiner Entwicklung bereits über ein entsprechendes »Vorwissen« verfügen. Woher kommen diese allerersten Erfahrungen? Wie sehen sie aus? Wie werden sie verankert? Welche Rolle spielen dabei der körperliche Zustand und die emotionale Befindlichkeit der Mutter? Wie wirken sich diese Erfahrungen auf die weitere Entwicklung aus? Das sind Fragen, die sich in diesem Zusammenhang geradezu aufdrängen und noch viel zu wenig gestellt werden.

Lernende Zellen

Jede Zelle besitzt in ihrem Zellkern gespeichertes Wissen, das sie benutzt, um die in ihr ablaufenden Reaktionen zu lenken, und auf das sie zurückgreift, wenn sie in Situationen gerät, die sie zu bestimmten Reaktionen zwingen. Dieser zelluläre Schatz an Erfahrungen besteht aus einer Vielzahl in spezifischer Weise angeordneter Nukleinsäurebausteinen, den sogenannten DNA-Sequenzen, die man auch als »Gene« bezeichnet. Diese werden bei Bedarf als Matrix benutzt, um bestimmte Eiweiße herzustellen, die für bestimmte Reaktionen oder für den Aufbau bestimmter zellulärer Strukturen gebraucht werden. Alle embryonalen Zellen haben diesen genetischen Code bei jeder Zellteilung von ihren jeweiligen »Elternzellen« übernommen. Der Ausgangspunkt dieses an die jeweiligen Tochterzellen weitergegebenen und deshalb für alle Zellen des Embryos identischen zellulären Wissens ist das Genom der befruchteten Eizelle.

Verfügbar wird dieses zelluläre Wissen der Gene allerdings erst dadurch, dass Umweltsignale die jeweiligen DNA-Sequenzen aktivieren. Ein wichtiges Umweltsignal ist die jeweilige Umgebung, in der sich die Zellen befinden. Im Verlauf der Embryonalentwicklung geraten die durch die Zellteilungen neu gebildeten Tochterzellen nämlich in unterschiedliche Bereiche des Embryos. Es sind die dort herrschenden lokalen Bedingungen, die die betreffenden Zellen dazu veranlassen, bestimmte Gene intensiver »abzuschreiben« als andere und bestimmte Leistungen stärker zu entwickeln als andere. Dadurch beginnen sich die Zellen zu spezialisieren, und dabei passen sich auch die im Inneren ablaufenden Reaktionen immer besser an die jeweiligen Anforderungen an. Auf diese Weise entwickeln sich die verschiedenen Zellen zunehmend zu speziellen, differenzierten Zellen, z. B. zu Haut-, Darm-, Leber-, Muskel-, Drüsen- oder Nervenzellen. Auf diesen unterschiedlichen Entwicklungswegen machen die verschiedenen Zellen unterschiedliche Erfahrungen. Sie geraten dabei in verschiedene Bereiche des Embryos. Dort herrschen unterschiedliche Bedingungen, und dort sind sie gezwungen, ganz bestimmte Herausforderungen zu meistern und spezielle Leistungen zu erbringen. Dabei passen sich ihr Stoffwechsel, ihre innere Organisation und manchmal auch ihre äußere Gestalt an die jeweiligen Anforderungen an. Sie »lernen« auf diese Weise immer besser, all das zu leisten, worauf es gerade dort, wo sie hingelangt sind, ganz besonders ankommt. Indem diese verschiedenen Zellen auf ihrem jeweiligen Entwicklungsweg ganz bestimmte Bereiche ihres mitgebrachten Erfahrungsschatzes nun besonders intensiv nutzen – und dafür andere Bereiche ungenutzt lassen –, erwerben sie zunehmend spezieller werdende Fähigkeiten. Einer solchen spezialisierten Zelle ist es dann nicht mehr möglich, auf alle von der ursprünglichen befruchteten Eizelle übernommenen Gensequenzen zurückzugreifen. Sie kann fortan nur noch Tochterzellen hervorbringen, die nun ihrerseits bereits von Anfang an darauf festgelegt sind, sich als Haut-, Darm-, Leber-, Muskel-, Drüsen- oder Nervenzellen weiterzuentwickeln. Durch die spezifischen Umgebungsbedingungen hat sich die Zelle also radikal verändert. Sie hat »gelernt«, eine Zelle mit einer bestimmten Funktion zu sein. Sie hat sich an die Erfordernisse ihrer jeweiligen »Lebenswelt« angepasst.

Den embryonalen Zellen geht es dabei nicht viel anders als den in eine Familie und später in eine menschliche Gemeinschaft hineinwachsenden Kindern. Beide können sich nur dann spezialisieren – und sich im einen Fall zu Haut-, Darm-, Leber-, Muskel-, Drüsen- oder Nervenzellen weiterentwickeln oder im anderen Fall Schuster, Bäcker oder Popstar werden –, wenn es andere gibt, mit denen sie in einer engen Austauschbeziehung stehen, die andere Fähigkeiten entwickelt haben und andere Leistungen vollbringen. Kinder wachsen allmählich in ein bereits bestehendes Beziehungsgeflecht wechselseitiger Abhängigkeit hinein. Embryonale Zellen bilden es – im Rahmen der vom mütterlichen Organismus vorgegebenen Rahmenbedingungen – erst allmählich selbst heraus. Die wichtigste Voraussetzung für die Entstehung eines solch komplizierten Beziehungsgeflechtes voneinander abhängiger, einander ergänzender Leistungen innerhalb des embryonalen Zellverbandes ist eine fortwährende wechselseitige Abstimmung der Zellen. So, wie sich die in eine Gemeinschaft hineinwachsenden Kinder fortwährend über alles informieren, was dort abläuft und worauf es dort ankommt, tauschen auch embryonale Zellen ständig Informationen darüber aus, wie es ihnen geht, was sie gerade machen oder zu tun beabsichtigen. Sie lernen voneinander durch Interaktion und Kommunikation. Dazu benutzen sie chemische Signalstoffe, die den anderen Zellen mitteilen, was sie brauchen und was sie selbst für andere bereitstellen oder übernehmen können. Wenn einzelne Zellen mit ihren Spezialisierungen zu weit gegangen sind oder zu langsam vorankommen, senden sie Notsignale in Form bestimmter Botenstoffe aus. Diese veranlassen die anderen Zellen dazu, ihnen gewissermaßen zu Hilfe zu kommen, indem diese ihre eigenen Leistungen auf die so signalisierten Erfordernisse der »Notleidenden« abstimmen.

Anfangs findet dieser ständige Informationsaustausch zwischen den sich immer weiter spezialisierenden Zellen des sich entwickelnden Embryos noch unmittelbar zwischen direkt benachbarten Zellen statt. Später, wenn die ersten Gewebe und Organanlagen entstanden und über ein funktionierendes Blutkreislaufsystem miteinander verbunden sind, gelangen die freigesetzten Botenstoffe über die Blutversorgung auch in z. T. weit entfernte Bereiche des Embryos. Auf diese Weise können auch die in verschiedenen Organen stattfindenden Wachstums- und Differenzierungsprozesse weiterhin sehr genau aufeinander abgestimmt werden. Bildlich gesprochen »weiß« also jedes sich entwickelnde Organ, sei es die Leber, die Niere, die Lunge, der Darm oder die Haut, zu jedem Zeitpunkt der Entwicklung in gewisser Weise darüber Bescheid, wie es den anderen Organen geht, wie weit sie mit ihrer Entwicklung vorangekommen sind und wo es noch hapert.

Die beschriebenen Lernerfahrungen sind wahrscheinlich für alle menschlichen Embryonen relativ ähnlich, weil sie sich alle in einer Gebärmutter einnisten und dort ähnliche Rahmenbedingungen für ihre Entwicklung vorfinden. Dennoch kann es auch hier zu Störungen kommen, die entweder mit Fehlern in der internen Steuerung zu tun haben oder durch Fehlentwicklungen verursacht werden, die durch die äußeren Bedingungen des mütterlichen Organismus zustande kommen: Dazu zählen Einflüsse von Infektionen, von chemischen Stoffen, wie Medikamenten, Nikotin, Alkohol oder anderen Drogen, Umweltgiften, hormonellen Störungen, Stress, Mangelernährung etc. Tritt eine Störung der inneren Ordnung ein, versuchen die Zellen in einer konzertierten Aktion, das innere Gleichgewicht wiederherzustellen. Wenn die Störung irreparabel ist (z. B. bei einer Organmissbildung oder als Folge einer durch äußere Einflüsse entstandenen schwerwiegenden Fehlentwicklung), wird die weitere Entwicklung aller anderen davon betroffenen oder davon abhängigen Organe und körperlichen Strukturen an die eingetretene Veränderung angepasst. Wenn das nicht gelingt, kommt es zum Abort. In allen anderen Fällen, in denen die Anpassungsleistungen erfolgreich genug sind, wird das durch die Zellen im Verlauf dieser Anpassungsprozesse gesammelte Wissen als Teil ihrer Lernerfahrungen verankert.

Übende Netzwerke

Mit dem Ultraschallgerät kann man etwa ab der siebten Schwangerschaftswoche beobachten, wie der in der Fruchtblase schwimmende Embryo erste, noch sehr unkoordinierte Bewegungen ausführt. Anfangs sind das eher Zuckungen, die durch die Kontraktion bestimmter Muskeln des Rumpfes und der Extremitäten ausgelöst werden. Zu diesem Zeitpunkt beginnen die vom Rückenmark und vom Gehirn aussprossenden Nervenzellfortsätze mit diesen Muskelzellen in Kontakt zu treten. Jetzt können diese Muskelzellen durch die von bestimmten Nervenzellen erzeugten Erregungen zur Kontraktion veranlasst werden, und die Muskelspindeln können nun ihrerseits über sensorische Nerven den Dehnungszustand des Muskels an das Rückenmark und das Gehirn zurückmelden. So entstehen die ersten Verbindungen zwischen den motorischen und den sensorischen Zentren, zunächst im Rückenmark und später auch in der übergeordneten, für die Bewegungskoordination zuständigen Schaltzentrale im Gehirn. Auch hier werden aus einem zunächst bereitgestellten viel zu großen Angebot an synaptischen Verbindungen allmählich diejenigen Verschaltungsmuster stabilisiert und gebahnt, die bei den zunehmend komplexer und koordinierter werdenden Bewegungsabläufen regelmäßig aktiviert werden. Es findet Lernen durch Nutzung und Übung der entsprechenden Körperfunktionen statt. Im Verlauf dieses langwierigen und komplizierten Lernprozesses wird der Embryo in die Lage versetzt, seinen Rumpf, seine Beine und seine Arme in zunehmend koordinierter Weise zu bewegen, regelmäßige »Atembewegungen« durch die Kontraktion von Zwerchfell und Rippenmuskulatur auszuführen oder – wie man es bisweilen in Ultraschallaufnahmen beobachten kann – seinen Daumen gezielt in den Mund zu stecken. All diese Bewegungsabläufe müssen »eingeübt« und »erlernt« werden. Fehlt dem Embryo die Möglichkeit dazu – beispielsweise, weil eine Extremität nicht ausgebildet ist –, so können auch die sich im Gehirn für die Koordination dieser Bewegungen nutzungsabhängig herausbildenden neuronalen und synaptischen Verschaltungsmuster nicht entstehen. Im sich entwickelnden Gehirn wird dann kein »inneres Bild« (Repräsentanz) der betreffenden Extremität und der ihre Bewegungen steuernden Muskelkontraktionen angelegt.

Was für die zentralnervöse Steuerung der Körpermuskulatur gilt, trifft in gleicher Weise – wenngleich weniger deutlich sichtbar oder messbar – für die Herausbildung neuronaler Verschaltungen und synaptischer Netzwerke zur Steuerung und Koordinierung aller anderen Körperfunktionen zu. Dazu zählen all jene sich im Gehirn (in ähnlicher Weise wie die sensomotorischen Repräsentanzen) herausbildenden Regelkreise für die Regulation der Funktion von inneren Organen, von Drüsen, von Blutkreislauf und Atmung, aber auch des Blutzuckerspiegels oder der Sauerstoffversorgung (bzw. der Kohlendioxidsättigung) im Blut. Auch die über Drucksensoren in der Haut von der Körperoberfläche zum Gehirn weitergeleiteten Signale führen dort zur nutzungsabhängigen Stabilisierung entsprechender Verschaltungsmuster. Die im Gehirn auf diese Weise herausgeformten inneren Repräsentanzen werden benutzt, um sich gewissermaßen ein Bild von der Beschaffenheit der Körperoberfläche zu machen. Dies sind vollkommen unbewusst ablaufende Prozesse, denn all das geschieht zu einem Zeitpunkt, wo jene Bereiche des Gehirns, in denen später die sogenannten bewussten Wahrnehmungen und Reaktionen miteinander verknüpft werden, noch sehr unreif und daher noch nicht funktionsfähig sind. Dennoch entsteht im Gehirn des ungeborenen Kindes ein immer vollständiger und komplexer werdendes inneres Bild über die Beschaffenheit des Körpers und über die in diesem Körper ablaufenden und vom Gehirn selbst wieder beeinflussbaren Prozesse.

Die allererste und wichtigste Aufgabe des Gehirns ist (und bleibt zeitlebens) nicht das Denken, sondern das Herstellen, Aufrechterhalten und Gestalten von Beziehungen. Und die ersten Beziehungen, die ersten Verbindungen, die im sich entwickelnden Gehirn entstehen und geknüpft werden, sind einfache Regelkreise zur Steuerung von im Körper ablaufenden Prozessen und zur Koordination von Organfunktionen. Je häufiger diese einfachen Verschaltungsmuster zur Aufrechterhaltung oder zur Wiederherstellung eines bestimmten Kontraktionsmusters einzelner Muskelgruppen oder zur Steuerung bestimmter Leistungen einzelner Organe und Organsysteme benutzt werden, desto fester und stabiler werden die dabei jeweils aktivierten Nervenzellverschaltungen miteinander verbunden und gebahnt. Aus den anfangs noch sehr labilen und deshalb recht störanfälligen Verbindungen werden auf diese Weise immer perfekter, immer automatischer, immer reflexartiger funktionierende Regelkreise für die Koordination und Steuerung einzelner Teilfunktionen.

Das ist jedoch nur der erste Schritt, sozusagen die unterste Ebene der Stufenleiter, auf der das sich entwickelnde Gehirn lernt, indem es Beziehungen knüpft. Anschließend werden diese ersten, einfachen Regelkreise von weiter aussprossenden Nervenzellfortsätzen nun auch innerhalb des Gehirns miteinander verbunden und in ihren Aktivitäten aufeinander abgestimmt. Auf diese Weise entstehen zunächst innerhalb des Rückenmarks und später auch innerhalb des Gehirns die ersten für die Regulation und Koordination von primitiven Regelkreisen zuständigen, nun schon komplizierter aufgebauten, übergeordneten neuronalen Netzwerke. Auch diese komplexen Verbindungen und Verschaltungsmuster sind anfangs noch sehr labil und leicht störbar. Aber auch diese Beziehungen werden umso fester herausgeformt und gebahnt, je häufiger sie aktiviert werden. Anschließend werden auch diese lokalen und noch mehr oder weniger isoliert voneinander entstandenen Netzwerke durch die weiter auswachsenden Nervenzellfortsätze in den später herausgeformten »höheren« Hirnbereichen miteinander verbunden.

Die auf diese Weise herausgeformten übergeordneten Netzwerke sind dann ihrerseits wiederum in der Lage, die Aktivität der in den älteren Schichten bereits angelegten, einfacheren Netzwerke und Regelkreise zu koordinieren und aufeinander abzustimmen. All das geschieht, bevor die ersten Sinnesorgane ausreifen und ihre Signale über Veränderungen der äußeren Welt des sich entwickelnden Kindes zum Gehirn weitergeleitet werden. Deshalb sind die ersten komplexen Verschaltungsmuster, die im Gehirn entstehen, quasi »innere Bilder« der im Körper ablaufenden Prozesse und Reaktionen, die sich schrittweise vervollständigen. Das Gehirn ist somit über alles informiert, was in »seinem« Körper geschieht. Wie jede einzelne Zelle ist natürlich auch das Gehirn in der Lage, eintretende Veränderungen zu erkennen und bestimmte Reaktionen und Antworten im Körper auszulösen, die dazu beitragen, dass solche Veränderungen wieder ausgeglichen und bedrohliche Fehlentwicklungen vermieden werden.

Lernen mit Gefühl

Die Herausbildung komplexer Netzwerke zur Koordination und Lenkung körperlicher Funktionen erfolgt beim Menschen nach den gleichen Gesetzmäßigkeiten und Regeln wie bei allen anderen Wirbeltieren. Deshalb sind auch das Rückenmark und alle älteren Bereiche des menschlichen Gehirns recht ähnlich aufgebaut und werden prinzipiell in gleicher Weise nutzungsabhängig strukturiert wie bei all jenen Tieren, die wie wir aus der Wirbeltierreihe hervorgegangen sind. Die meisten dieser Tierarten haben sich im Verlauf ihrer stammesgeschichtlichen Entwicklung jedoch an einen speziellen Lebensraum angepasst und dabei bestimmte Fähigkeiten stärker entwickelt als andere. Die Veranlagung zur Herausbildung dieser speziellen Leistungen wurde im Lauf vieler Generationen ausgelesen und in Form bestimmter DNA-Sequenzen im Genom verankert. Während der Hirnentwicklung, wenn die für das spätere Verhalten entscheidenden Beziehungen zwischen den Nervenzellen geknüpft werden, wirken diese genetischen Anlagen wie »Weichenstellungen«, die die auswachsenden Nervenzellfortsätze in eine bestimmte Richtung lenken und so die Bildung von ganz bestimmten Verbindungen veranlassen. Durch die Wirkung dieser genetischen Programme werden die Nervenzellen also daran gehindert, möglichst viele und möglichst komplexe Verschaltungsmuster aufzubauen. Je stärker das der Fall ist, desto effektiver funktionieren dann später das so kanalisierte Beziehungsmuster und das durch dieses Verschaltungsmuster gesteuerte Verhalten.

Der Nachteil eines solchen in seinem Aufbau stark durch genetische Anlagen gelenkten Gehirns ist, dass man damit später kaum noch etwas hinzulernen, geschweige denn sein bisheriges Verhalten verändern kann. Für die betreffenden Spezialisten im Tierreich wie Steinadler, Fledermäuse oder Antilopen machte sich dieser Nachteil jedoch kaum bemerkbar – jedenfalls so lange nicht, wie der Lebensraum so blieb, wie er gewesen war, als ihre Vorfahren die jeweiligen speziellen Anlagen über viele Generationen hinweg entwickelt hatten. Weil sich die Welt aber zwangsläufig (und nicht zuletzt durch unser eigenes Zutun) verändert, sind derartig starre Programme auf lange Sicht jedoch eher hinderlich. Viele hochspezialisierte Tierarten sind deshalb bereits ausgestorben. Übrig geblieben sind diejenigen, deren angestammte, ursprüngliche Lebensräume sich bis heute noch nicht allzu sehr verändert haben. Übrig geblieben sind aber auch all jene Tiere, die von Anfang an mit einer Lebenswelt konfrontiert waren, die sie ständig vor neue Herausforderungen stellte. Sie konnten mit starren, genetisch programmierten Verschaltungen in ihrem Kopf wenig anfangen. Für ihr Überleben und ihre Fortpflanzung war es umso vorteilhafter, je mehr neue Verhaltensweisen sie selbst im Lauf ihres eigenen Lebens noch erwerben, je flexibler sie ihr Verhalten auf neue Herausforderungen und Anforderungen einstellen konnten. All diese »Nichtspezialisten« brauchten ein möglichst wenig durch genetische Anlagen vorprogrammiertes, d.h. möglichst offenes und lernfähiges Gehirn. Dazu mussten die ursprünglich starren genetischen Programme zunehmend geöffnet werden. Diejenigen, bei denen das gelang, hatten einen großen Vorteil: Sie konnten später im Laufe ihres Lebens noch Neues hinzulernen. Die Verschaltungen der Nervenzellen in ihrem Gehirn war nicht von Anfang an festgelegt. Ihre genetischen Anlagen versetzten die sich entwickelnden Nervenzellen im Gehirn lediglich in die Lage, bestimmte Verbindungen herauszubilden, wenn diese auch wirklich gebraucht, d.h. genutzt wurden. Auf diese Weise wurde es möglich, eigene Erfahrungen in Form entsprechender individueller Verschaltungsmuster im Gehirn zu verankern. Diese genetische Undeterminiertheit der Hirnentwicklung ist beim Menschen besonders stark ausgeprägt. Sie ermöglicht Flexibilität und Anpassung. Sie bedeutet aber auch, dass

Umweltbedingungen in besonders massiver Weise Einfluss nehmen auf unsere Entwicklung. Durch Lernvorgänge passt sich der Organismus an diese Umweltbedingungen an.

Um sicherzustellen, dass diese Lernprozesse gelingen, dass wir also einerseits in kritischen Situationen innehalten und über neue Lösungen nachdenken und dass wir andererseits all jene Verhaltensweisen möglichst rasch und effektiv im Gehirn verankern, die sich für die Bewältigung unseres Lebens als hilfreich und nützlich erweisen, ist unser Gehirn (wie das all jener Tiere, die ebenfalls ein lernfähiges Gehirn besitzen) mit einem besonderen Mechanismus ausgestattet: Immer dann, wenn etwas, was wir tun, schiefgeht (und wir unser Verhalten also ändern müssten), aber auch dann, wenn uns etwas besonders gut gelingt (und wir so weitermachen sollten wie bisher), entsteht im Hirn ein Zustand, den wir »Gefühl« nennen. In gewisser Weise ist das in solchen Situationen erwachende Gefühl so etwas wie eine Mitteilung an uns selbst: Das ungute Gefühl sagt uns, dass wir mit dem, was wir machen oder wie wir denken, auf dem Holzweg sind. Wir nennen es Verunsicherung, wenn es stärker wird, auch Angst. Das gute Gefühl sagt uns, dass wir auf dem richtigen Weg sind. Dann empfinden wir »Freude«, »Begeisterung«. Und wenn es besonders intensiv wird, nennen wir dieses Gefühl sogar »Glück« und »Lust«. Diese emotionalen Reaktionen haben die Funktion, Situationen oder Zustände, in die wir geraten sind, einer Art »Bewertung« zu unterziehen: Fühlt sich die Erfahrung angenehm oder unangenehm an?

Auch Kinder kennen diese Gefühle schon. Sie sind bei ihnen deutlich stärker ausgeprägt als bei Erwachsenen, können aber von ihnen zunächst weder kognitiv verstanden noch benannt werden. Sie entstehen immer dann, wenn etwas Neues passiert oder etwas anders ausgeht als erwartet. Die für das Zustandekommen dieser Gefühle verantwortlichen Netzwerke des sogenannten limbischen Systems sind zum Zeitpunkt der Geburt bereits relativ gut ausgereift. Daher ist davon auszugehen, dass Kinder solche »Gefühlszustände« oder besser gesagt die entsprechenden Erregungsmuster bereits mehr oder weniger intensiv erleben und mehr oder weniger gut damit umzugehen gelernt haben, bevor sie auf die Welt kommen.

Wie schon erwähnt, entsteht immer dann, wenn im Gehirn Signale ankommen und dort ein Erregungsmuster erzeugen, eine sich ausbreitende unspezifische Erregung im Hirn, eine zunehmende »Unruhe«. Wenn diese Erregung auf die für die Regulation körperlicher Funktionen zuständigen Netzwerke im sogenannten limbischen System übergreift, geraten auch die von dort gesteuerten körperlichen Prozesse in Unordnung. Diese körperlichen Auswirkungen werden wiederum vom Gehirn registriert, und von dort aus wird nun eine Kettenreaktion in Gang gesetzt, die gewissermaßen als »Notfallreaktion« für die Wiederherstellung einer gewissen Ordnung im Gehirn und im Körper sorgt. Vergleichbar ist das Ganze mit einer Situation auf dem Pausenhof einer Schule, wo durch einen um sich greifenden Streit einiger Schüler ein heilloses Durcheinander entstanden ist und wo nun durch das Machtwort eines Lehrers oder durch das Läuten einer Glocke plötzlich wieder Ruhe einkehrt und eine gewisse (erzwungene) Ordnung hergestellt wird. In keinem der beiden Fälle, also weder auf dem Schulhof noch im Hirn, wird dadurch das eigentliche Problem – der Streit der Schüler oder die mit dem vorhandenen Wissen unvereinbare neue Wahrnehmung – gelöst. Es wird lediglich für Ruhe gesorgt und so die Voraussetzung dafür geschaffen, dass das ursprüngliche Problem neu betrachtet und so möglicherweise lösbar gemacht werden kann.

Im Gehirn bleibt das durch eine Wahrnehmung entstandene neue Erregungsmuster weiter bestehen, es breitet sich nun aber nicht mehr so sehr auf andere Bereiche aus. Es kann jetzt mit anderen, bereits früher entstandenen Verschaltungsmustern und den von dort erzeugten

Erregungsmustern überlagert werden. Das Gehirn versucht dabei gewissermaßen, das neue Wahrnehmungsmuster mit bereits vorhandenen, als Erinnerungen abgespeicherten Mustern zur Deckung zu bringen. Wenn ein solches Erinnerungsbild aktiviert werden kann, in das sich das neue Wahrnehmungsbild irgendwie einpassen und einfügen lässt, lösen sich die bisher herrschende Anspannung und innere Unruhe auf. Entspannung breitet sich wie eine Welle über das gesamte Hirn aus. Davon werden auch bestimmte Gruppen von Nervenzellen erfasst und aktiviert, die an den Enden ihrer Fortsätze nun bestimmte Botenstoffe freisetzen. Diese verstärken einerseits diese Welle an innerer Harmonisierung (endogene Opiate, Endorphine, Enkephaline), andererseits tragen sie aber auch dazu bei, dass die am Zustandekommen dieses neuen, erweiterten Erregungsmusters beteiligten Nervenzellverbindungen gebahnt und gefestigt werden (Katecholamine wie Dopamin und Noradrenalin, Endorphine, Vasopressin und andere Neuropeptide). Das ist mit einem angenehmen, befriedigenden Gefühl verbunden. Die Welt ist wieder in Ordnung.

Was ein ungeborenes Kind empfindet, wenn es in seinem Hirn zu einer solchen neuen Erfahrung und der damit einhergehenden Bereicherung seines bisherigen Wissensschatzes kommt, weiß niemand. Es lässt sich aber vermuten, dass es auch schon vor der Geburt für jedes ungeborene Kind eine Vielzahl neuer Wahrnehmungen gibt. Das gilt vor allem von dem Zeitpunkt an, wenn die Sinnesorgane beginnen, Veränderungen der äußeren Welt als Signale an das Gehirn weiterzuleiten. Die dadurch erzeugten Erregungsmuster müssen bereits vor der Geburt in ähnlicher Weise wie nach der Geburt mit den bereits angelegten Mustern verknüpft und als neue Erfahrungen verankert werden.

Lernen durch menschliche Beziehung

Viele Wahrnehmungen, die die Welt des ungeborenen Kindes ausmachen, sind Reize, die sozusagen von »außen« kommen, weil sie aus dem mütterlichen Organismus oder aus der direkten Lebensumgebung der Mutter stammen. Sie können das Kind erreichen, weil es von Anfang an auf »Empfang« eingestellt ist. Es ist von Beginn an auf »Beziehung«, »Kontakt« und damit auf »Lernen« ausgerichtet.

Zum Beispiel ein sechs Monate alter Fötus: Da begegnet uns im Ultraschallbild ein kleines Kind, das zweifellos sehr menschlich aussieht und sich auch entsprechend verhält. Manchmal schwebt es friedlich im Fruchtwasser und lässt sich von den gleichmäßigen Gehbewegungen der Mutter in den Schlaf schaukeln. Manchmal schlägt es Purzelbäume und bewegt sich aufgeregt in der Gebärmutter hin und her. Wenn ihm etwas nicht gefällt, tritt es vehement gegen die Gebärmutterwand; wenn es sich bedroht fühlt, verzieht es sich in die hinterste Ecke. Es kann die Stirn runzeln, sich die Augen reiben und sich bei einem lauten Geräusch erschreckt zusammenziehen. Manchmal hat es Schluckauf, muss gähnen, es kratzt sich oder schluckt sichtbar Fruchtwasser. Schon jetzt saugt es genüsslich an seinem Daumen, seinen Füßen oder Zehen. Es spielt mit der Nabelschnur und berührt die Plazenta. Es übt Atembewegungen, wobei sich sein kleiner Brustkorb hebt und senkt. Und es reagiert auf die Gefühlszustände der Mutter: Wenn sie aufgeregt ist, ist es auch aufgeregt. Beruhigt sie sich, entspannt es sich auch. Wenn sie raucht, raucht es mit. Wenn sie Alkohol trinkt, nimmt auch das Kind Alkohol zu sich. Zwillinge reagieren ganz offenkundig auf die Anwesenheit ihres Geschwisters. Wenn man sie beobachtet, gewinnt man den Eindruck, dass sie eine ganz eigene Beziehung zueinander aufbauen: Manchmal scheinen sie miteinander zu spielen, suchen auf zärtliche Weise Körperkontakt zueinander, manchmal meiden sie einander oder halten sich den anderen mit einem kräftigen Tritt vom Leibe. Auffällig ist auch, dass das Verhalten der Zwillinge, auch wenn sie eineiig und daher mit demselben Genmaterial ausgestattet sind, alles andere als »gleich« ist; so sieht man aktive, »kontaktfreudige« Kinder zusammen mit einem Geschwister, das sich kaum bewegt, Abstand sucht und ganz offensichtlich »seine Ruhe haben will«. Mithilfe der dreidimensionalen Ultraschalltechnik, mit der man selbst die Bewegungen der Pupille wahrnehmen kann, ist sogar zu beobachten, dass das Kind ab der 26. Woche lächeln kann, eine Fähigkeit, die bis jetzt nur neugeborenen Babys im Alter von sechs Wochen zugesprochen wurde. Und man sieht Föten, die zwar nicht hörbar weinen, denn dazu bräuchten sie Luft – aber sie zeigen dieselbe Mimik wie ein weinendes Kind.

Diese Bilder belegen, dass unser sechs Monate alter Fötus in seinem kurzen Leben schon sehr viel gelernt hat. Er reagiert fortwährend auf seine Umgebung und nimmt auch aktiv Kontakt auf. Sein körperlicher und emotionaler Zustand werden ständig durch den mütterlichen Organismus beeinflusst. Die »erste Beziehung« zwischen Mutter und Kind ist die intensivste Beziehung, die wir jemals hatten und die wir jemals haben werden – aufs Engste verbunden mit dem mütterlichen Organismus, total abhängig davon, dass dieser uns nährt und schützt und Umstände zur Verfügung stellt, die wir zum (Über-)Leben brauchen.

Die Beziehung zwischen Mutter und Kind während der Schwangerschaft gestaltet und äußert sich in verschiedener Weise und ist ständigen Wandlungen unterworfen. Sie ist abhängig vom Entwicklungsstadium des Kindes und vom Fortgang der Schwangerschaft und natürlich von der Befindlichkeit der werdenden Mutter. Sie drückt sich vor allem in der Art und Weise aus, wie Mutter und Kind miteinander kommunizieren. Genau genommen beginnt diese Kommunikation schon bei der Interaktion zwischen Ei- und Samenzelle, der befruchteten Eizelle und dem Eileiter, der Blastozyste und der Gebärmutterwand etc. und zieht sich bereits durch die ersten Wochen der Embryonalentwicklung. Das Medium dieser frühen Interaktion ist die Kommunikation zwischen Zellen. Wie wir wissen, haben Zellen Rezeptoren, die wie Fühler die Umgebung abtasten. Sie verständigen sich untereinander durch chemische Botenstoffe, z. B. Hormone.

Wie wichtig Hormone sind, kommt schon in der Tatsache zum Ausdruck, dass die Schwangerschaft vor allem ein hormonelles Geschehen ist. Hormone sind verantwortlich für die meisten physiologischen Veränderungen bei der Mutter, die dringend notwendig sind, um die Schwangerschaft aufrechtzuerhalten und die steigenden Bedürfnisse des Kindes an Nahrungs- und Sauerstoffzufuhr zu erfüllen. Dabei stellt sich nicht nur die Hormonproduktion der Mutter radikal um. Auch das ungeborene Kind trägt zu dem entsprechenden Hormoncocktail bei. In der frühen Schwangerschaft ist die Hormonproduktion, die vom Kind bzw. dem kindlichen Teil der Plazenta ausgeht und den mütterlichen Organismus von der Existenz und den »Bedürfnissen« des Kindes in Kenntnis setzt, wahrscheinlich das wichtigste Kommunikationsmedium des Kindes. Hormone werden in den Blutkreislauf ausgeschüttet und gelangen so in alle Ecken und Enden des Organismus. Über die Nabelschnur ist das Kind an dieses Distributionssystem angeschlossen.

Die Nabelschnur stellt die Brücke zwischen dem Blutkreislauf der Mutter und dem des Kindes dar und ermöglicht damit eine direkte Verbindung zwischen den beiden Organismen. Durch Hormone und andere Botenstoffe gelangen Informationen über die Befindlichkeit des mütterlichen Organismus in den Fötus. Diese Verbindung geht also weit über Ernährung und Sauerstoffzufuhr hinaus. Über die Nabelschnur ist der Fötus auch an das emotionale Erleben der Mutter angeschlossen. Gefühlszustände spielen sich ja nicht im luftleeren

Raum ab; sie haben auch eine physiologische Basis: Sie zeigen sich z. B. in hormonellen Veränderungen im Blut, in der Qualität der Sauerstoffzufuhr und in den Veränderungen der Herzfrequenz. Wenn sich die Mutter z. B. ängstlich fühlt, werden vermehrt Stresshormone wie Adrenalin und Kortisol ausgeschüttet. Ihr Herz beginnt schneller zu schlagen, und möglicherweise wird die Sauerstoffzufuhr beeinträchtigt, weil Adrenalin die Blutgefäße der inneren Organe verengt. Alle Stresshormone überschreiten ohne Probleme die Plazentaschranke und stimulieren im Fötus die physiologische Reaktion auf genau dieses Gefühl von Angst und Furcht. Ob das Kind daraufhin Angst »erlebt«, wissen wir nicht. Wenn man seine Reaktion im Ultraschall beobachtet, dann bekommt man allerdings den Eindruck, dass sein kleiner Körper in gewisser logischer Weise auf diesen »Angstreiz« reagiert. So wird von Föten berichtet, die unter solchen Bedingungen erstarren, andere strampeln wild um sich. Das ungeborene Kind ist eben »immer dabei« – es ist Teil des emotionalen Lebens der Mutter. Das gilt natürlich nicht nur für die Angst, sondern für die ganze Palette von Gefühlen der Mutter. Natürlich auch für so schöne Empfindungen wie Freude und Liebe. So sammelt das Kind bereits vor seiner Geburt Erfahrungen mit verschiedensten Gefühlszuständen. Genauso, wie es Saugen, Atmen und die Beweglichkeit seiner Gelenke übt, »übt« es sich auch in das menschliche Gefühlsleben ein. Angst mahnt uns zur Vorsicht und schützt uns vor gefährlichen Situationen. Wut hilft uns, unsere Lebensumstände aktiv in für uns positiver Weise zu gestalten. Eine Mutter, die sich erlaubt, die ganze Palette menschlicher Gefühle in sich zu fühlen, und sie in erwachsener Weise für sich nutzt, »fördert« sozusagen auf ganz grundlegender Ebene die emotionale Entwicklung ihres ungeborenen Kindes.

Neben der Nabelschnurverbindung, durch die der mütterliche Organismus mit dem kindlichen kommunizieren kann, gibt es auch noch andere Kanäle, durch die die beiden verbunden sind und sich ihre Befindlichkeit mitteilen können. Neben der physiologischen Kommunikation durch die Nabelschnur geschieht das auch direkt: Die Mittler sind dabei die Sinnesorgane des Kindes. Über verschiedene Sinnesmodalitäten nimmt das Kind wahr, was die Mutter tut und wie sie sich fühlt. Ihre Befindlichkeit äußert sich z. B. in der Weise, wie sie sich bewegt: Ist sie niedergeschlagen, bewegt sie sich wahrscheinlich relativ wenig; steht sie unter Stress, bewegt sie sich eher fahrig, schnell und aufgeregt; ist sie ärgerlich, werden ihre Bewegungen vermutlich grob und ausladend; ist sie zufrieden, bleiben sie eher leicht und koordiniert. Das Kind wird mitbewegt und kann Bekanntschaft mit verschiedensten Gefühlszuständen machen und lernen, damit umzugehen. Die Beziehung zur Mutter wird auch durch die mütterliche Stimme vermittelt, die aus ihrer Welt in die des ungeborenen Kindes vordringt. Eine menschliche Stimme ist ohne die emotionale Färbung, die in ihr zum Ausdruck kommt, nicht denkbar. In ihr spiegelt sich in jeder Äußerung die emotionale Befindlichkeit der Mutter wider. Ultraschallbeobachtungen vermitteln den Eindruck, dass das Kind im Mutterleib bereits unterschiedlich auf freundliche oder aggressive Stimmen reagiert.

Die Kommunikation und Beziehung zwischen Mutter und Kind während der Schwangerschaft erfolgt auf der körperlichen Ebene durch physiologische Austauschprozesse, die sich dem Bewusstsein weitgehend entziehen. Auch unbewusste Bilder, Erinnerungen und Gefühlszustände der Mutter bestimmen die Beziehung zum Kind in ihrem Bauch. Viele Mütter erleben den Kontakt zu ihrem Kind als etwas »Intuitives«: Sie spüren die Befindlichkeit des Kindes, ahnen, ob sie einen Jungen oder ein Mädchen in sich tragen, fühlen, wie das Kind unmittelbar auf bestimmte Gefühlszustände oder auch Worte reagiert. In gewisser Weise dient der Körper dabei in seiner Ganzheit als ein Wahrnehmungs-, Ausdrucks- und vor allem als ein Interaktionsorgan. In der pränatalen Beziehung zwischen Mutter und Kind, die sich durch Nähe und emotionale Verbindung auszeichnet, wird das besonders deutlich.

Aber auch auf der bewussten Ebene beeinflusst die Mutter die Beziehung zu ihrem Kind. Die meisten Frauen sind sich ziemlich früh darüber im Klaren, dass sie schwanger sind. Das bewusste Verhalten gegenüber dem ungeborenen Kind hängt davon ab, wie die Frau die Situation bewertet: Eine Mutter, die gern schwanger ist, wird wahrscheinlich die ersten Bewegungen ihres Kindes mit intensiven Glücksgefühlen erleben. Eine Mutter, die die Schwangerschaft als eine persönliche Katastrophe ansieht, wird vielleicht von Angst- und Hassgefühlen überwältigt, wenn das Kind auf einmal spürbar anwesend ist. In jeder bewussten Kontaktaufnahme mit dem Kind in ihrem Bauch kommen immer auch die Befindlichkeit und das Gefühl der Mutter ihm gegenüber zum Ausdruck: in der Art und Weise, wie sie sich und ihre Bewegungen und Aktivitäten auf die Anwesenheit des Kindes einstellt, ob und wie sie zu ihm oder über es spricht, sich Zeit und Muße für sich und die Veränderungen gönnt, die sich in ihr und um sie herum vollziehen, ob sie Raum lässt für die Signale ihres Körpers und natürlich ob und wie sie mit dem Kind aktiv in Kontakt tritt – direkt durch die Berührung der Bauchdecke oder gefühlsmäßig, indem sie ihre Aufmerksamkeit innerlich auf seine Anwesenheit und seine Befindlichkeit ausrichtet.

Die vielfältigen Reize, die aus der Beziehung zwischen der Mutter und dem ungeborenen Kind entstehen, bieten einen ständigen Strom von Lernerfahrungen, mit denen sich das Kind auseinandersetzt, indem es die im Gehirn erzeugten Erregungsmuster mit bereits angelegten Mustern zu verknüpfen und als neue Erfahrungen zu verankern versucht.

Allerdings ist davon auszugehen, dass genau das manchen Kindern bereits vor der Geburt schlechter und manchen besser gelingt. Es scheint dennoch Wahrnehmungen zu geben, die so früh gemacht werden oder die so fremd und übermächtig sind, dass es im Gehirn des ungeborenen Kindes nicht gelingt, sie in irgendeiner Weise an das bereits vorhandene Wissen anzuknüpfen und in die bereits entwickelten Verschaltungsmuster zu integrieren. Das gilt vor allem für heftige Angst- und Stressreaktionen der Mutter, die das ungeborene Kind als plötzliche oder chronische Veränderungen des mütterlichen Herzschlages und der plazentaren Blutversorgung erlebt und die mit einer verstärkten Anflutung der vom mütterlichen Organismus freigesetzten Stresshormone einhergehen. Aber auch Mangelernährung und die Einnahme von Substanzen wie Alkohol, Nikotin, Koffein oder von Medikamenten, die ja alle zu einer veränderten Bereitstellung und Ausschüttung bestimmter Boten- und Signalstoffe im Gehirn des Embryos führen, sind für das ungeborene Kind »Störungen«, die es selbst weder abstellen noch vermeiden kann. All diese Schadstoffe erzeugen in seinem noch in der Entwicklung befindlichen Gehirn ebenfalls eine sich ausbreitende Erregung, die die dort normalerweise ablaufenden Prozesse stört und die – wenn die dadurch entstehende innere Unruhe hinreichend groß ist – schließlich auch zur Aktivierung entsprechender Notfallreaktionen führt.

Immer dann, wenn sich eine eingetretene Störung nicht abstellen lässt, passt sich die weitere Ausreifung und Strukturierung des Gehirns an die fortdauernde oder immer wieder auftretende Störung an. Die Störung wird so gewissermaßen zum Normalfall. Das Gehirn des ungeborenen Kindes »lernt« im Lauf seiner weiteren Entwicklung, sich auf dieses veränderte Erregungsniveau einzustellen, so knüpft es z. B. im Fall einer fortdauernden Übererregung entsprechend mehr hemmende und weniger erregende synaptische Verbindungen, erhöht die Schwellen für die Aktivierung erregender Regelkreise und aktiviert entsprechend hemmende Regelkreise. Je besser sich das Gehirn des ungeborenen Kindes auf diese Weise an die betreffende Störung anpasst, desto stärker bleibt es allerdings fortan von dem durch diese Störung ausgelösten Erregungszustand abhängig. Sinkt das Erregungsniveau später aus irgendeinem Grund wieder ab und wird also wieder »normaler« (z. B., weil die Schwangere nun weniger Stress hat, weil sie die Einnahme psychoaktiver Substanzen einstellt oder weil das Kind nach der Geburt diesen Einflüssen weniger ausgesetzt ist), so wird der Wegfall dessen, was bisher da war und an das sich das Gehirn inzwischen angepasst hat, nun seinerseits zu einer Störung. Das betreffende Kind versucht dann, das bisher vorherrschende, ihm »vertraute« hohe Erregungsniveau wiederherzustellen. So »erzeugt« es nun selbst durch seine eigenen Aktivitäten genau das Ausmaß an innerer Unruhe, das es als »Normalfall« bisher kennengelernt hat. Es wird so möglicherweise zu einem »unruhigen Kind«, und es ist bisweilen sehr schwer, diesen »Drang« zur Erzeugung innerer Unruhe, der durch solche Anpassungen der Hirnentwicklung an vorgeburtliche Einflüsse entstanden ist, später wieder aufzulösen.

Ein ähnlicher Mechanismus wurde bei Neugeborenen beobachtet, die von Frauen geboren wurden, die im letzten Drittel der Schwangerschaft depressiv waren. Sie zeigen genau wie ihre Mütter die für Depression typischen physiologischen Veränderungen (erhöhtes Kortisol- und Norepinephrin- und niedriges Dopaminniveau). Der Organismus der Babys wird auf diese Weise also schon zu Beginn des Lebens auf bestimmte physiologische Muster festgelegt. Auch wenn diese Muster durch heilsame Erfahrungen im späteren Leben veränderbar sind, so stellen diese frühen Lernerfahrungen dennoch Risikofaktoren dar: Der Körper des Babys ist schon jetzt mit »Depression« vertraut. Sie droht Teil seiner körperlichen und emotionalen Welt zu werden und Einfluss darauf zu nehmen, wie das Kind später sowohl auf positive wie auch auf negative Umweltreize reagiert.

Wieweit das Spektrum vorgeburtlicher Anpassungen nicht nur an den seelischen, sondern auch an den körperlichen, also physiologischen Zustand der werdenden Mutter reicht, lässt sich auch an anderen Beispielen deutlich machen. Blutdruckschwankungen, Veränderungen des Blutzuckerspiegels oder der Sauerstoffsättigung, ansteigende oder abfallende Hormonspiegel, all das kommt allein über die Kreislaufversorgung auch schon lange vor der Geburt im Hirn an und erzeugt dort in bestimmten, für derartige Störungen besonders empfindlichen Nervenzellverbänden ein charakteristisches Aktivierungsmuster. Bei Müttern, die während der Schwangerschaft einen latenten Diabetes entwickeln, kann es zu ständigen Schwankungen des Blutzuckerspiegels auch im fetalen Blut kommen. Das hat zur Folge, dass vom ungeborenen Kind vermehrt Insulin gebildet wird und sich die für die Regulation des Blutzuckerspiegels verantwortlichen Nervenzellgruppen im Hypothalamus nicht auf einen bestimmten »Sollwert« einstellen können. Kinder, die von solchen Müttern geboren werden, kommen dann mit einer Anlage für die Herausbildung eines Typ-2-Diabetes zur Welt, ihre Nahrungsaufnahme wird nur unzureichend durch diese hypothalamischen Zentren reguliert. Sie werden deshalb allzu leicht übergewichtig.

Ein weiteres Beispiel sogenannter »pränataler Programmierungen« ist durch bestimmte Formen von Mangelernährung während der Schwangerschaft auslösbar. Eine qualitativ und quantitativ unzureichende Nahrungszufuhr kann unter Umständen lebenslange Folgen für die Gesundheit des betroffenen Kindes haben. Mangelernährung kann nämlich, je nachdem, in welchem Trimester der Schwangerschaft das Kind ihr ausgesetzt war, mit der Entstehung chronischer Krankheiten im Erwachsenenalter einhergehen, wie z.B. Herz- und Kreislauferkrankungen, Bluthochdruck, Diabetes und Übergewicht. Tierversuche zeigen, dass der Fötus sich widrigen Umweltbedingungen anpasst, indem er seine Energie vor allem der Hirnentwicklung zukommen lässt und weniger dem Aufbau anderer Körperfunktionen. Vielleicht liegt hier der Schlüssel zum Verständnis der viel später auftretenden Krankheiten: Wichtige Organe und

Regulationssysteme werden unter diesen Umständen offenbar weniger gut aufeinander abgestimmt.

Im Einzelfall sind die langfristigen Auswirkungen solcher bereits vor der Geburt stattfindenden Anpassungsprozesse nur sehr schwer abschätzbar. Wie sich das Gehirn auf eine immer wieder auftretende oder gar andauernde Störung seines inneren (emotionalen) Erregungszustandes (also des Erregungszustandes des limbischen Systems) einstellt und auf welche Weise es dabei seine innere Organisation verändert, hängt von vielen Faktoren ab: Je nachdem, wann die Störung eintritt und in welchem Entwicklungszustand sich das fötale Gehirn befindet, kann es zu sehr unterschiedlichen Anpassungsprozessen kommen. Auch die Art, die Intensität, die Dauer und die Häufigkeit des Auftretens einer Störung haben Einfluss auf die im Hirn des Fötus stattfindenden nutzungsabhängigen Strukturierungsprozesse und die damit einhergehenden Anpassungen. In Tierversuchen lässt sich zeigen, dass psychische oder physische Belastungen der Mütter während der Schwangerschaft, je nachdem, wann und wie oft diese Belastungen auftreten und wie intensiv sie sind, sehr unterschiedliche Auswirkungen auf die spätere Fähigkeit der Jungen haben, im späteren Leben selbst mit Belastungen umzugehen. In manchen Fällen reagieren die Jungen zeitlebens empfindlicher, ängstlicher und vorsichtiger auf Neues, in anderen Fällen zeigen sie ein eher gleichgültiges, unempfindliches und robusteres Verhalten. Auch sehr unkontrollierte, impulsive Verhaltensweisen und eine geringe Frustrationstoleranz werden nach bestimmten Vorbelastungen während der Schwangerschaft häufig beobachtet. Die spätere Stressempfindlichkeit kann durch solche vorgeburtlichen Einflüsse entweder erhöht oder vermindert sein, das Gleiche gilt für das Neugierverhalten und die Lernfähigkeit.

Es gibt eine ganze Reihe von Forschungsergebnissen, die sich mit den Auswirkungen von mütterlichem Stress beim Menschen auseinandersetzen. Stressfaktoren können Lebensumstände der schwangeren Frau sein, die so belastend sind, dass sie für die meisten Menschen an der Grenze des Erträglichen liegen, wie z. B. Todesfälle in der Familie, große finanzielle Probleme, Verlust des Partners, Naturkatastrophen oder Gewalt. Manche Frauen sind aufgrund ihrer besonders ängstlichen oder labilen Persönlichkeit besonders anfällig für bestimmte Stressfaktoren. Das kann sich auf alle möglichen Lebensereignisse und Alltagsprobleme beziehen und auch Belastungen betreffen, die direkt mit der Schwangerschaft zu tun haben: Angst vor der Geburt, Angst, ein behindertes Kind zur Welt zu bringen, Angst vor Veränderungen in der Partnerschaft, Angst davor, die neue Rolle als Eltern nicht bewältigen zu können, etc. Aber auch ganz alltägliche Situationen, wie der morgendliche Stau während der Fahrt zur Arbeit, der beständige Geräuschpegel von Verkehrslärm in einer Stadtwohnung oder einfach das Durcheinander einer Familie mit kleinen Kindern, können einer schwangeren Frau »zu viel« werden. Auch diese alltäglichen Belastungen können zu einem Stressfaktor werden.

Die Konfrontation des Kindes mit dem chronischen bzw. zeitweise sehr heftigen Stress der Mutter hat konkrete Folgen. Schon im Mutterleib reagiert der Fötus direkt darauf. Seine Herzfrequenz ändert sich genauso wie seine Bewegungsmuster und das Auf und Ab der Ruhe- und Aktivitätsphasen. Darüber hinaus wird mütterlicher Stress mit dem gehäuften Auftreten von Geburtskomplikationen, Frühgeburten und einem niedrigen Geburtsgewicht in Zusammenhang gebracht. Die emotionalen und körperlichen Folgen einer Frühgeburt können dramatisch sein, und auch ein geringes Geburtsgewicht kann weitreichende Auswirkungen haben: Es stellt einen Risikofaktor bei der Geburt dar und korreliert mit dem Auftreten von Krankheiten bei Babys, Kleinkindern und sogar viele Jahre später bei Erwachsenen. Extremer Stress in der Schwangerschaft, wie z. B. der Tod eines der älteren Kinder oder eines nahen Angehörigen, konnte sogar mit bestimmten körperlichen Missbildungen in Verbindung gebracht werden. Stress kann also auch ein Störfaktor für die Ausbildung körperlicher Strukturen während der Organogenese sein. Mütterlicher pränataler Stress kann ferner zu psychischen Problemen beim Kind führen: zu einer Beeinträchtigung der kognitiven und emotionalen Entwicklung, zu Verhaltensauffälligkeiten, zu übermäßiger Erregbarkeit und zu sogenannten Selbstregulationsstörungen. Bei Babys, die übermäßig viel schreien und Schwierigkeiten haben, zur Ruhe zu kommen und sich sicher zu fühlen, ist diese Selbstregulationsfähigkeit durch vorgeburtliche Belastungen oft nur unzureichend entwickelt.

Aus all diesen unterschiedlichen Beobachtungen und Befunden lässt sich eine allgemeine Schlussfolgerung ableiten: Die im Gehirn des ungeborenen Kindes ablaufenden Reifungs- und Strukturierungsprozesse sind durch psychische und physische Belastungen der Mutter während der Schwangerschaft beeinflussbar. Die sich im Gehirn des ungeborenen Kindes herausbildenden Nervenzellverschaltungen, Netzwerke und komplexen Verschaltungsmuster passen sich an die durch Störungen während der Schwangerschaft regelmäßig auftretenden Veränderungen der im Hirn aufgebauten Erregungsmuster und allgemeinen Erregungszustände an. Als Folge dieser Anpassungen kommt es zu Veränderungen der Schwellen, die bestimmend dafür sind, wie stark sich eine später durch neue Wahrnehmungen entstehende Erregung innerhalb des Gehirns ausbreiten kann, d. h., wie leicht oder wie schwer die emotionalen Zentren des limbischen Systems im späteren Leben durch neue Erfahrungen aktivierbar sind. Kommt es durch vorgeburtliche Einflüsse zu Anpassungen der inneren Organisation des sich entwickelnden Gehirns, die der Ausbreitung solcher Erregungen entgegenwirken, wird die Fähigkeit zu emotionalen Reaktionen verringert. Die betreffenden Kinder sind dann weniger stark durch Neues beeindruckbar, weniger leicht »aus der Ruhe« zu bringen, weniger aufgeregt und weniger stressanfällig – aber mitunter auch weniger neugierig, weniger sensibel und weniger aufgeschlossen für neue Erfahrungen. Kommt es andererseits durch vorgeburtliche Einflüsse zu Anpassungen, die zu einer besonders leichten Erregbarkeit der emotionalen Zentren führen, so werden damit die Weichen für eine in die entgegengesetzte Richtung führende weitere Entwicklung gestellt. Solche Kinder zeichnen sich dann auch durch eine hohe Sensibilität aus, sie reagieren sehr emotional auf alles Neue und lassen sich sehr leicht beeindrucken – aber solche Kinder sind später manchmal auch weniger neugierig und weniger aufgeschlossen für neue Erfahrungen, weil sie zu leicht in einen Zustand geraten, der ihnen »Angst macht«.

In dem einen wie im anderen Fall sind Kinder, die solchen vorgeburtlichen Einflüssen besonders stark ausgesetzt waren, wenn sie auf die Welt kommen, »anders«, als sie geworden wären, wenn es diese Einflüsse nicht gegeben hätte. Sie sind nicht »schlechter« oder »besser«, sondern lediglich mit einer besonderen Begabung ausgestattet. Sie lassen sich emotional entweder leichter oder schwerer erregen. Beides kann ihnen im späteren Leben sowohl zum Vorteil als auch zum Nachteil gereichen. Vor allem dann, wenn diese Erregungsmuster zu stark verschoben sind, ist es möglich, dass die betreffenden Kinder mit ihrer besonderen Veranlagung bei ihren Eltern und Erziehern, aber auch im Kontakt mit anderen Kindern auf Unverständnis oder gar Ablehnung stoßen. Dann freilich können sie in einen Teufelskreis aus Ablehnung, Zurückweisung, Misserfolgserfahrungen und Frustration geraten, der, je länger er anhält, desto bestimmender für die weitere Lebensbewältigung und damit auch für die weitere Strukturierung ihres Gehirns werden kann.

Wie weit diese vorgeburtlichen Anpassungsprozesse reichen und wie sehr sie unsere bisherigen Vorstellungen von der genetischen Programmiertheit sogenannter angeborener Verhaltensmerkmale erschüttert haben, machen die Ergebnisse von Tierversuchen deutlich. Bei Versuchstieren, also Ratten oder Mäusen, lässt sich die Wechselwirkung zwischen genetischen Anlagen und den sowohl pränatal als auch postnatal herrschenden Rahmenbedingungen besonders gut mit einer Technik untersuchen, die als Cross-Fostering (Vertauschen der Nachkommen verschiedener Mütter) bezeichnet wird. Werden unmittelbar nach der Geburt die Jungen von Rattenmüttern vertauscht, die sich bei der Aufzucht vorangegangener Würfe als entweder besonders kompetent und umsichtig oder aber als eher inkompetent und nachlässig erwiesen hatten, so lässt sich zeigen, dass eine solch komplexe Fähigkeit wie mütterliche Sorgfalt bei der Aufzucht der Jungen nicht von genetischen Anlagen gesteuert ist, sondern durch eigene frühe Erfahrungen erworben wird. Um zu untersuchen, welche Bedeutung die vorgeburtlichen Entwicklungsbedingungen für die Herausformung bestimmter Verhaltensmerkmale haben, vertauschten die Forscher nicht erst die Neugeborenen, sondern bereits die unmittelbar nach der Befruchtung entstandenen Embryonen. Ausgewählt wurden für diese Untersuchungen Mäusemütter, die aus zwei verschiedenen Inzuchtstämmen mit unterschiedlichen Verhaltensmerkmalen stammten. Die Tiere des einen Stammes verhalten sich angeborenermaßen in einer neuen Umgebung vorsichtiger und brauchen mehr Zeit, um sich dort zurechtzufinden. Die Tiere des anderen Stammes zeichnen sich dadurch aus, dass sie sich räumlich besser orientieren können und eine gut ausgeprägte Impulskontrolle aufweisen. Wurden nun die Embryonen unmittelbar nach der Befruchtung vertauscht, also durch Embryotransfer den weiblichen Tieren des jeweils anderen Stammes eingepflanzt, so verhielten sich die Nachkommen später, wenn sie geboren und erwachsen geworden waren, genauso wie die Mäuse des Stammes, deren Mutter sie ausgetragen und aufgezogen hatte, und nicht so wie die Tiere des Stammes, von denen sie eigentlich abstammten. Das scheinbar genetisch bedingte und programmierte Verhalten eines Mäusestammes, in einer neuen Umgebung ängstlich zu sein, Orientierungsschwierigkeiten zu haben und schlechter zu lernen, ist also offenbar durch frühe intrauterine Erfahrungen und Entwicklungsbedingungen mitbestimmt.

Was angeboren ist, muss also nicht automatisch auch genetisch programmiert sein. Angesichts dieser Befunde erscheinen auch die aus der Zwillingsforschung gewonnenen Erkenntnisse über die genetische Determiniertheit bestimmter Verhaltens- und Persönlichkeitsmerkmale sehr fragwürdig.

In der Vergangenheit sind solche Zwillingsstudien immer wieder benutzt worden, um nachzuweisen, welche Persönlichkeitsmerkmale und Temperamenteigenschaften eines Kindes oder gar von Erwachsenen durch die jeweiligen genetischen Anlagen festgelegt werden. Die dabei beobachteten Unterschiede zwischen eineiigen und zweieiigen Geschwistern sowie zwischen gemeinsam oder getrennt aufgewachsenen eineiigen Zwillingen wurden benutzt, um zu berechnen, wie stark bestimmte Verhaltensweisen, Persönlichkeitsmerkmale oder gar Intelligenzquotienten von Menschen »genetisch« bedingt sind. In all diesen Untersuchungen sind die Zwillingsforscher bisher stillschweigend von der Annahme ausgegangen, dass all das, was ein Neugeborenes an psychischen Merkmalen, an Fähigkeiten und Fertigkeiten bei seiner Geburt mit auf die Welt bringt, durch entsprechende genetische Programme gesteuert sei. Erst angesichts der hier dargestellten neueren Befunde wird nun allmählich deutlich, dass vieles davon ebenso gut intrauterin erworben sein könnte. Eineiige Zwillinge müssen einander schon allein deshalb ähnlich sein, weil sie sich bis zu ihrer Geburt unter ähnlichen intrauterinen Bedingungen entwickelt und dabei auch ähnliche Erfahrungen gemacht haben.

Es ist daher auch wenig verwunderlich, dass eineiige Zwillinge, wenn sie später getrennt werden und in verschiedenen Familien aufwachsen, sich auch weiterhin in vieler Hinsicht so weiterentwickeln, wie sie bereits während der wichtigsten ersten neun Monate im Mutterleib geprägt worden sind. Mithilfe dieser oft eingesetzten Zwillingsstudien lässt sich also nicht differenzieren, ob ein bestimmtes Merkmal genetisch »weitergegeben« oder durch weitgehend gleichartige intrauterine Entwicklungsbedingungen erworben wurde. Wie stark sich bereits geringfügige Unterschiede der intrauterinen Versorgung auf die weitere Entwicklung, auch auf die Hirnentwicklung auswirken können, machen Untersuchungen an Ratten deutlich: Rattenmütter haben einen V-förmigen Uterus mit zwei Uterushörnern, in denen die Embryonen perlschnurartig hintereinander aufgereiht liegen. In der Mitte eines jeden Hornes gibt es jedoch eine Region, in der die Versorgung der Embryonen am schlechtesten ist. Wer dort liegt, kommt unabhängig von seinen genetischen Anlagen als kleinere Ratte zur Welt, jedenfalls im Vergleich zu den anderen Geschwistern, die an besseren Positionen angesiedelt waren und eine bessere Versorgungslage hatten. Man kann nun aus dem Wurf einer Mutter die jeweils schwersten und die leichtesten gleichgeschlechtlichen Geschwister markieren und sie so lange aufziehen, bis sie erwachsen sind, um anschließend die Frage zu stellen: Hat das Geburtsgewicht gleichgeschlechtlicher Geschwister einen Einfluss auf deren weitere Entwicklung? Und tatsächlich lässt sich nachweisen, dass diejenigen Ratten, die mit einem geringeren Geburtsgewicht zur Welt kommen, später, wenn sie erwachsen geworden sind, ein etwas anderes Gehirn haben als ihre etwas schwerer zur Welt gekommenen gleichgeschlechtlichen Geschwister.

Diese Beobachtung erinnert an die Untersuchungen von René Spitz an dem Zwillingspaar Cathy and Rosy. Der einzige Unterschied zum Zeitpunkt der Geburt zwischen diesen beiden eineiigen Mädchen bestand darin, dass Cathy etwas schwerer war und als Erste geboren wurde. René Spitz hat die Mädchen 18 Jahre lang beobachtet und auf eindringliche Weise belegen können, wie diese unterschiedlichen Anfangsbedingungen spätere Reifungsprozesse beeinflussen. Das etwas kräftiger entwickelte Mädchen lernte zunächst schneller laufen und entwickelte eine besonders gute Motorik. Es war sehr aktiv und erkundete die Welt bis zum Alter von ein bis zwei Jahren außerordentlich intensiv. Das andere Mädchen konnte mit dieser Entwicklung nicht Schritt halten. Es konzentrierte sich stärker darauf, seine Beziehungen zu anderen zu gestalten. Dabei erwarb es eine besonders gute Fähigkeit im Kommunizieren, lernte früh sprechen und erwies sich bei der Herstellung von Kontakten mit anderen als außerordentlich kompetent. Es wirkte sehr charmant und anziehend. Mit etwa fünf Jahren war also aus dem einen Zwillingsmädchen eine motorische Künstlerin geworden, aus dem anderen sozusagen eine »Sozialkünstlerin«. Diese unterschiedlichen Fähigkeiten blieben auch während der weiteren Entwicklung erhalten und bestimmten schließlich sogar die Wahl der späteren beruflichen Laufbahn.

Neun

Über sich hinauswachsen von Anfang an

Auch wenn wir es uns und unseren Kindern noch so sehr wünschen: Ein Leben ohne Probleme gibt es nicht. Diesen paradiesischen Zustand erreicht man erst dann, wenn man geistig, seelisch und schließlich auch körperlich gestorben ist. Leben ist eben kein Zustand, sondern ein Prozess oder, genauer, ein erkenntnisgewinnender, Erfahrungen in Strukturen verwandelnder Prozess. Jede neue Erkenntnis, zu der man gelangt, weil man z. B. ein bisher rätselhaftes, unerklärliches, fremdartiges oder gar bedrohliches Problem verstanden hat, und jede neue Erfahrung, die man im Lauf seines Lebens macht und die man später nutzt, um solche und ähnliche Probleme auch weiterhin zu meistern, führen dazu, dass man sich selbst verändert, dass man anders zu denken, zu fühlen und zu handeln beginnt, und damit ein anderer Mensch wird als der, der man bisher war.

Zu Beginn des Lebens, also während der Kindheit und insbesondere in der Zeit vor der Geburt, machen wir eine Vielzahl solcher Erfahrungen und sammeln solche Erkenntnisse, die das bisher vorhandene Wissen ständig vermehren und zu den bereits entwickelten Fähigkeiten immer neue hinzufügen. Auf diese Weise kommt es zu einer fortwährenden Erweiterung des Horizonts, und das wiederum stärkt die eigene Identität, die Entdeckerfreude, die Gestaltungskraft und den Wissensdurst. So wächst jedes Kind mit jeder Fähigkeit, die es hinzulernt, und mit jeder neuen Erfahrung, die ihm hilft, etwas mehr von der Welt, in die es hineinwächst, zu erkennen und zu begreifen, auch jedes Mal ein Stück über sich selbst hinaus. Leider kommen allzu häufig auch negative Erfahrungen hinzu, solche, die den Horizont wieder verengen, die den Mut und die Lust am Entdecken der Welt und der eigenen Möglichkeiten Stück für Stück rauben. Sie führen dazu, dass sich ein Kind nun nicht mehr weiter öffnet, sondern sich zunehmend abgrenzt und zurückzieht. Ein solches Kind wächst dann nicht mehr über sich hinaus, sondern nur noch in sich (d. h. in den bis dahin erschlossenen Teil von sich und der Welt) hinein. Damit ist das Leben zwar noch nicht zu Ende, denn noch immer sind auch in dieser engen eigenen Welt genug Probleme zu bewältigen. Aber ein solcher Mensch hat nun genau das verloren, was anfangs noch vorhanden war und was ihm damals, ganz am Anfang seines Lebens den Mut verliehen hat, sich in die Welt hinauszuwagen: seine Offenheit und damit auch die Vielfalt der Möglichkeiten, die ihm diese Offenheit ursprünglich einmal geboten hat. Er hat sich emotional eingeschnürt in ein Korsett aus negativen Erwartungen, betrachtet die Welt fortan durch eine Brille, die den Blick verengt, eine Brille aus vorgefassten Erwartungen, Überzeugungen und Vorurteilen. Viele Menschen glauben daran und bestärken sich gegenseitig in der Überzeugung, dass das so sein müsse. Sie sind sogar der Ansicht, dass jemand, der diesen von Enttäuschungen, Frustrationen und Verlusten gepflasterten Weg hinter sich hat, endlich »in der Realität« angekommen sei. All jene, denen diese leidvollen Erfahrungen erspart geblieben sind oder die in der Lage waren, ihr Leben und die Probleme irgendwie zu meistern, ohne dabei ihre Offenheit zu verlieren, sind in den Augen dieser »Realisten« unverbesserliche Optimisten, Träumer oder eben ganz einfach »Kinder« geblieben.

An dieser Stelle lohnt es sich, einen Augenblick innezuhalten und sich das, was sich auf diese Weise im »realen Leben« immer wieder abspielt, nämlich der Verlust der Fähigkeit, über sich hinauszuwachsen, etwas genauer anzuschauen. Kein Mensch kommt mit einem Rucksack voller enttäuschter Erwartungen, verletzter Gefühle oder frustrierender Erfahrungen zur Welt. Was diesen Rucksack mehr oder weniger rasch füllt, sind auch nicht die Probleme und Schwierigkeiten, die das Leben zwangsläufig für jeden bereithält. Es ist vielmehr die Erfahrung, dass es Probleme gibt, die sich nicht lösen lassen, ohne die eigenen Bedürfnisse, eigenen Erwartungen und eigenen Wünsche zu unterdrücken oder sie den Bedürfnissen, Erwartungen und Wünschen derjenigen Menschen anzupassen, in deren Gemeinschaft man hineinwächst und auf deren Zuwendung und Nähe, auf deren Fürsorge und Schutz, auf deren Wissen und Erfahrung man angewiesen ist – vor allem dann, wenn man noch ein Kind ist.

Vor seiner Geburt hat jedes Kind die Erfahrung gemacht, dass es ständig Neues hinzulernen und über sich hinauswachsen kann. Je länger diese Grunderfahrung bestätigt und gefestigt werden kann, desto offener, neugieriger und erwartungsvoller wendet sich das Kind dann auch weiterhin allem zu, was es an Neuem in der Welt zu entdecken gibt. Auf diese Weise wird die Erfahrung, hinzulernen und über sich hinauswachsen zu können, so fest gebahnt und so tief verankert, dass sie schließlich zu einem inneren Bedürfnis wird. Dieses Bedürfnis äußert sich dann als Hunger nach Neuem, nach stetiger Weiterentwicklung ähnlich stark und drängend wie der Hunger nach Nahrung. Genauso, wie das Bedürfnis, zu essen, unterdrückt oder durch andere Bedürfnisse überdeckt werden kann, verschwindet auch die Neugier und verwandelt sich in andere Bedürfnisse, wenn ein Kind erfahren muss, dass seine Entdeckerfreude und Lernlust nicht »gefüttert« werden, nicht erwünscht sind oder in bestimmte Bahnen gelenkt werden sollen. Dann erlischt nicht nur die Neugier, sondern es verschwindet auch das Bedürfnis, noch weiter über sich hinauszuwachsen. Die »Realität«, in der ein solches Kind dann angekommen ist, ist eine andere als die, in der es zu Beginn seines Lebens noch zu Hause war und in der es in aller Ruhe wachsen und über sich hinauswachsen konnte.

Dieses Über-sich-Hinauswachsen beginnt bereits mit der ersten Teilung der befruchteten Eizelle. Schon hier sind die beiden Tochterzellen »mehr« als die ursprüngliche Mutterzelle, aus der sie hervorgegangen sind. Mit jeder weiteren Teilung, mit der Zusammenlagerung von Zellen zu Organanlagen und schließlich mit der Herausbildung funktionsfähiger Organe wachsen nicht nur die Zellen, sondern wächst auch der ganze Embryo Schritt für Schritt über sich hinaus. Mit der Ausbildung eines eigenen Blutkreislaufsystems, eines eigenen hormonellen Regelsystems und nicht zuletzt eines eigenen Nervensystems während dieser frühen Phasen der Embryonalentwicklung können die in den verschiedenen Bereichen des Embryos ablaufenden Prozesse zunehmend koordiniert und aufeinander abgestimmt werden. So gewinnen nicht nur die sich entwickelnden Zellen und Organe, sondern der Embryo als Ganzes mit jedem dieser Entwicklungsschritte neue Fähigkeiten hinzu. Das ungeborene Kind wächst so ständig über das, was es bisher war und was es bisher konnte, hinaus und ist dabei auf jeder Stufe seiner Entwicklung so, wie es ist – und so, wie es ist, ist es völlig richtig. In jeder Zelle, in jedem Organ, im gesamten Nervensystem und nicht zuletzt auch im Gehirn des Neugeborenen ist diese während der gesamten Entwicklung immer wieder gemachte Erfahrung verankert. Deshalb gibt es in jedem Kind im Inneren die feste Überzeugung, dass Probleme, die das Leben bereithält, lösbar sind und dass es dabei immer weiter über sich selbst hinauswachsen kann.

Erschüttert wird diese Überzeugung erst dann, wenn das Kind womöglich schon als Säugling oder Kleinkind, spätestens aber als Schulkind oder Jugendlicher erfahren muss, dass all das, was bisher richtig war und was es an Fähigkeiten und Fertigkeiten an Erfahrungen und erstem Wissen mit auf die Welt gebracht hat, sich nun in der »Realität« als unbrauchbar, unerwünscht oder gar falsch erweist, wenn es nun – weil es so ist, wie es ist – abgelehnt, zurückgewiesen und gemaßregelt wird. Es geht ihm dann allmählich das verloren, was es als wichtigsten Schatz mit auf die Welt gebracht hat: seine Unbefangenheit, sein Vertrauen, seine Entdeckerfreude, sein Gestaltungswille, seine Lust am Lernen – und damit auch seine Überzeugung, dass Probleme lösbar sind und dass es möglich ist, immer weiter über sich selbst hinauszuwachsen. Wenn es diesen aus seiner vorgeburtlichen Entwicklung mitgebrachten Schatz verloren hat, ist das Kind in unserer Realität angekommen, aber nur deshalb, weil wir es aus seiner Realität vertrieben haben.

Dieses Schicksal erleiden Kinder nicht erst in unserer Zeit und in unserem Kulturkreis. Noch vor wenigen Generationen war der in Form bestimmter Erwartungen und Maßregeln auf die nachwachsende Generation ausgeübte Druck in unseren Familien, Sippenverbänden, dörflichen und städtischen Gemeinschaften noch weitaus stärker als heute. Auch der äußere Druck durch Not und Armut, durch Krieg und Elend, der die nachwachsenden Kinder zu sehr frühen Anpassungsleistungen gezwungen und ihr Denken, Fühlen und Handeln in eine bestimmte Form gepresst hat, ist zumindest in unserem Kulturkreis inzwischen nicht mehr so stark wie noch vor einigen Jahrzehnten. Aber mit diesen Lockerungen der bisher von den Erwachsenen in weitgehender Übereinstimmung geteilten Überzeugungen, der gemeinsam befolgten Regeln und auch des gemeinsam ertragenen Leides ist es in den letzten Jahrzehnten zu einer immer deutlicher zutage tretenden Lockerung der sozialen Beziehungen, des Zusammenhalts der tradierten Familienverbände und der gemeinsamen Ziele und Vorstellungen der Menschen in unserem Kulturkreis gekommen. Als Folge dieser Vereinzelung sind werdende Eltern und insbesondere schwangere Frauen heutzutage viel stärker als noch vor wenigen Generationen auf sich selbst gestellt. Sie werden von dem sich auflösenden sozialen Beziehungsgeflecht nicht mehr gehalten und von den gemeinsamen Erwartungen und Erfahrungen nicht mehr so gut getragen und gestützt wie damals. So beginnt sich seit einigen Jahren eine zunehmende Verunsicherung bei vielen auf sich allein gestellten schwangeren Frauen und werdenden Eltern auszubreiten. Häufiger als früher kommt es zu Trennungen vom Partner, zu Konflikten innerhalb und zwischen den Herkunftsfamilien, zu übermäßigen Belastungen, zu schweren Enttäuschungen und leidvollen Erfahrungen – auch schon während der Schwangerschaft.

Im Gegensatz zu allen sogenannten »primitiven« Kulturen genießen Schwangere bei uns heutzutage keinen besonderen Schutz. Sie sind den lärmenden, hektischen und zermürbenden Lebens- und Arbeitsbedingungen unserer Leistungsgesellschaft ebenso hilflos ausgeliefert wie alle anderen. Mit ihren unverarbeiteten, aus ihrer eigenen Kindheit mitgebrachten, bisweilen sogar traumatischen Erfahrungen werden sie ebenso alleingelassen wie alle anderen. All diese individuellen Belastungen sind in ihrem Fall aber auch immer zugleich Belastungen für ihr ungeborenes Kind. So dringen äußere Einflüsse und Störungen in die normalerweise so gut abgeschirmte Lebenswelt dieser Kinder vor. Sie lenken die weitere vorgeburtliche Entwicklung in eine bestimmte Richtung und zwingen das ungeborene Kind zu entsprechenden Anpassungsleistungen. Es kommt dann etwas anders auf die Welt, als es normalerweise geworden wäre. Es ist noch früher mit der von uns geschaffenen »Realität« konfrontiert worden, als das normalerweise der Fall gewesen – und ihm optimalerweise gänzlich erspart geblieben – wäre.

Die Folgen dieser Entwicklungen sind schwer abschätzbar. Ein solches Kind hatte nicht nur weniger Gelegenheit, während seiner vorgeburtlichen Entwicklung diesen Schatz an »guten« Erfahrungen anzulegen, aus dem sein Vertrauen, seine Lernlust und seine Gestaltungskraft gespeist werden. Es war auch gezwungen, bestimmte Fähigkeiten zu entwickeln und bestimmte Erfahrungen in seinem Körper und in seinem Gehirn zu verankern, die es in seiner weiteren nachgeburtlichen Entwicklung behindern. Auf ein solches Kind hat das, was die meisten Kinder erst viel später zu spüren bekommen – die von uns gestaltete »Realität« –, wesentlich früher eingewirkt. Es ist dadurch stärker und nachhaltiger durch die äußeren, von uns geschaffenen Einflüsse geformt und strukturiert worden. Es konnte sich weniger gut innerhalb einer gegenüber äußeren Störungen geschützten Welt aus sich selbst heraus entwickeln und die in ihm angelegten Möglichkeiten entfalten. Es ist daher stärker von uns gemacht als aus sich selbst heraus entstanden. Der werdenden Mutter ist es in der von uns gestalteten Lebenswelt nicht gelungen, die aus dieser Welt kommenden Störungen hinreichend gut abzuschirmen. Deshalb haben wir die Entwicklung ihres Kindes, ohne es zu wollen und ohne uns dessen bewusst zu sein, noch früher und damit auch nachhaltiger manipuliert als das normalerweise der Fall ist. Statt noch möglichst lange über sich hinauszuwachsen, ist dieses Kind gezwungen, sich noch früher an die von uns geschaffenen »Realitäten« anzupassen.

Manche dieser Kinder haben später Glück und finden nach der Geburt noch genug von dem, was ihnen vor ihrer Geburt gefehlt hat: ausreichenden Schutz vor den überstarken Reizen und Störungen aus unserer hektischen, bis in die Familien hineindringenden Lebenswelt. Manche bleiben auch weiterhin mehr oder weniger schutzlos diesen Störungen ausgesetzt. Ihnen gelingt es unter diesen Bedingungen nur schwer, die für schwierige Wahrnehmungs- und Lernprozesse erforderlichen, hochkomplexen Erregungsmuster in ihrem Gehirn aufzubauen und als neuronale und synaptische Verschaltungsmuster zu stabilisieren. Sie sind verunsichert, ängstlich oder wütend und erleben nur selten das Gefühl, dass sie in der Lage sind, Probleme zu meistern und dabei über sich hinauszuwachsen. Weil diese Kinder zu wenig Gelegenheit hatten, eigene Halt bietende innere Strukturen auszubilden, sind sie stärker als andere gezwungen, ihren Halt und ihre Sicherheit in der äußeren Welt zu suchen. Sie klammern sich intensiver an all das in dieser äußeren Welt, was ihnen Sicherheit zu bieten scheint: an bestimmte Menschen, bisweilen auch an bestimmte Objekte und leider allzu häufig auch an bestimmte, nicht aus eigener Erfahrung entwickelte, sondern von anderen übernommene, also nachgeplapperte Vorstellungen.

Weil das Fundament, auf dem sie stehen, so dünn und brüchig ist, brechen solche Kinder im späteren Leben allzu leicht ein. Dann brauchen sie Förderungsprogramme zur Verbesserung ihrer kognitiven Leistungen und Therapieprogramme zur Stärkung ihrer Seelen. Was diesen Kindern dann am meisten hilft, ist jedoch selten ein von außen aufgenötigtes Programm. Was sie brauchen, sind eine geschützte Umgebung und eine Sicherheit bietende emotionale Beziehung, in der es ihnen gelingt, wieder an die alte, von allen Menschen trotz vielfältiger Störungen bereits im Mutterleib gemachte Erfahrung anzuknüpfen, sie wiederzuentdecken und diesmal für das weitere Leben zu festigen: die sehr früh gebahnte Erfahrung, dass es im Leben möglich ist, über sich hinauszuwachsen.

Zehn

Verbunden sein und verbunden bleiben – von Anfang an

Die Vorstellungen davon, wie die vorgeburtliche Entwicklung abläuft und worauf es dabei besonders ankommt, haben sich im Lauf der Zeit immer wieder verändert. Durch neue Erkenntnisse hat sich nicht nur das Wissen über die intrauterin ablaufenden Reifungsprozesse erweitert. Wir sind dem ungeborenen Kind auch emotional näher gekommen. Wir spüren nicht nur, sondern wissen inzwischen auch besser als je zuvor, wie sehr es auf uns angewiesen, mit unserem eigenen Leben verbunden und von uns abhängig ist. Vorbei sind die Zeiten, als wir noch glaubten, dass das Kind im Kopf der Spermafäden bereits in zusammengekauerter Form als Miniaturmensch vorgebildet wäre und nach der Verschmelzung mit der Eizelle nur noch wachsen und zu einem richtigen Menschen heranwachsen müsste. Heute lächeln wir nur noch über eine solch absurde Vorstellung. Aber bis vor Kurzem haben wir auch noch geglaubt, dass die vorgeburtliche Entwicklung weitgehend durch genetische Programme gesteuert würde. Und wir waren sogar der Meinung, dass wir durch die Entschlüsselung dieser Programme verstehen könnten, wie ein Kind zu dem wird, was es wird. Auch diese Vorstellung hat sich inzwischen als Irrtum erwiesen. Wir mussten begreifen, dass die in der befruchteten Eizelle verschmolzenen DNA-Sequenzen des väterlichen und mütterlichen Genoms lediglich ein Spektrum von Optionen bereitstellen, das festlegt, wie sich die weitere Entwicklung vollziehen könnte. Was schließlich wirklich aus diesen Anlagen wird, ob und in welchem Umfang sie genutzt werden und auf welche Weise sie die strukturelle und funktionelle Reifung des ungeborenen Kindes bestimmen, liegt nicht in der Macht der Gene, sondern ist abhängig von den Bedingungen, die sich innerhalb des sich entwickelnden Embryos für die unterschiedlichen Zelltypen einstellen. Diese Bedingungen, auch das mussten wir erkennen, sind nicht gottgegeben oder von irgendwelchen Genen vorprogrammiert, sondern sehr konkret abhängig davon, wie es der werdenden Mutter geht: ob sie übermäßig belastet ist oder sich unbeschwert auf ihr Kind freuen kann, ob sie während der Schwangerschaft raucht, Alkohol trinkt oder Medikamente einnimmt, ob sie körperlich oder seelisch krank ist, ob sie sich viel oder wenig bewegt, überernährt oder unterernährt ist. All das, so haben wir inzwischen gelernt, beeinflusst die Entwicklung des ungeborenen Kindes. Schließlich mussten wir uns sogar noch von dem Gedanken verabschieden, dass ein Kind erst nach der Geburt in der Lage ist, etwas zu lernen. Das Gegenteil ist der Fall. Während seiner ersten neun Monate lernt ein Kind vermutlich weitaus mehr als im Verlauf seines gesamten späteren Lebens. Und was es bereits vor seiner Geburt gelernt hat, ist offenbar ganz entscheidend dafür, was es später noch hinzulernen kann.

Spätestens mit dieser neuen Erkenntnis müssen wir uns nun auch von der in vieler Hinsicht sehr bequemen Annahme verabschieden, wonach sich ein Kind bis zum Zeitpunkt seiner Geburt aus sich selbst heraus entwickelt und wir keinen Einfluss darauf haben, wie diese Entwicklung verläuft. Die Idee, dass ein menschliches Wesen von allein entstehen und sich weiterentwickeln kann, hat nicht nur unsere bisherigen Vorstellungen von der vorgeburtlichen, sondern auch von der späteren Entwicklung des Menschen ganz entscheidend geprägt. Sie hat uns daran gehindert, uns selbst und unsere eigene Entwicklung zu verstehen und – was noch viel wichtiger ist – diese Entwicklung auch bewusst zu gestalten.

Wer wie wir als Kind vor und nach der Geburt und im gesamten weiteren Leben so viel lernen muss, um sich später in der Welt zurechtzufinden, ist auf andere Menschen angewiesen. Er muss auf möglichst viele Erfahrungen, die andere bereits vor ihm gemacht haben, zurückgreifen können. Nur so kann es gelingen, sich in relativ kurzer Zeit all das Wissen anzueignen, das man braucht, um als gleichwertiger und gleichberechtigter Partner in die jeweilige menschliche Gemeinschaft hineinwachsen zu können, in die man geboren wird. Ein Kind braucht all das von seiner Mutter, seinem Vater, seiner Familie und auch das von allen anderen Menschen seines Kulturkreises bereitgestellte Wissen, deren Gefühle, Erfahrungen, Fähigkeiten und Fertigkeiten, um aus den in seinem Gehirn bereitgestellten neuronalen Verschaltungsangeboten und synaptischen Verknüpfungsmöglichkeiten ganz bestimmte Verschaltungen und Verbindungen zu stabilisieren und in Form innerer Repräsentanzen zu verankern.

Wenn ihm dieser Erfahrungsschatz nicht zur Verfügung gestellt würde und zum Aufbau eigenen Wissens genutzt werden könnte, so müsste jedes Kind jede einzelne Fähigkeit durch eigenes Ausprobieren erlernen – aus sich selbst heraus und auf der Grundlage seiner eigenen genetisch mitgebrachten Anlagen. Würde ein Kind unter solchen Bedingungen aufwachsen, also ohne feinfühlig abgestimmte Bindungserfahrungen und ohne Vorbilder, die ihm zeigen, wie etwas geht, und ihm Mut machen, es immer wieder zu versuchen, so wäre es außerstande, sich auch nur einen Bruchteil dessen anzueignen, was wir als Menschen können, was wir zu meistern gelernt haben und was uns erst zu dem macht, was wir sind. Ein solches Kind hätte weder aufrecht gehen, geschweige denn sprechen gelernt. Zum Glück bleibt ein derartig abstruses Szenario ein reines Gedankenexperiment, denn ein solches Kind wäre ohne die Hilfe anderer bereits innerhalb kürzester Zeit schlichtweg verhungert oder verdurstet. Denn auch wie und wo man Nahrung findet – das weiß jede frischgebackene Mutter –, hätte ihm erst jemand zeigen müssen.

Es ist zumindest denkbar und wohl auch bisweilen vorgekommen, dass ein Kind nach der Geburt von einer Tiermutter adoptiert und gesäugt wird. So mag es vielleicht überleben. Aber später werden die Auswirkungen des Mangels an geeigneten Vorbildern, die ihr spezifisch menschliches Wissen an das betreffende Kind weitergeben, in aller Deutlichkeit sichtbar. Es geht solchen Menschenkindern dann nicht viel anders als all jenen Tieren, die von Menschen aufgezogen werden und keine Möglichkeit bekommen, ihre eigenen Artgenossen kennenzulernen und deren Verhaltensweisen zu übernehmen: Sie finden sich später in der Welt ihrer Artgenossen nicht mehr zurecht, bleiben Fremde und werden – im Fall der Tiere – aus der Gruppe verstoßen. Ihnen fehlt das normalerweise durch frühe Lernprozesse automatisch entstehende Band, das sie mit ihren Artgenossen verbindet. Aus diesem Grund finden sie auch keine Fortpflanzungspartner. Sie sterben, ohne Nachkommen zu hinterlassen, an die sie ihre im eigentlichen Wortsinn »fremdartigen« Erfahrungen weitergeben könnten. Auf sehr eindringliche Weise wird hier deutlich, dass es, um sowohl als Einzelner als auch als Art überleben zu können, nicht nur darauf ankommt, dass die im Lauf der Artentwicklung gemachten und in Form genetischer Anlagen im Genom verankerten Erfahrungen von einer Generation zur nächsten weitergegeben werden. Es muss gleichzeitig auch immer sichergestellt sein, dass die artspezifischen, durch individuelle Lernprozesse der Nachkommen von den jeweiligen Artgenossen übernommenen Erfahrungen ebenso von einer Generation zur nächsten überliefert werden. Wenn Letzteres, also die transgenerationale Weitergabe von erworbenen Eigenschaften, aus irgendeinem Grund unterbrochen oder gestört wird, kann auch Ersteres, also die Weitergabe der genetischen Anlagen der betreffenden Art, nicht mehr gelingen. Die betreffende Art stirbt dann aus, weil das Band zu dünn geworden oder gar zerrissen ist, das die betreffenden Artgenossen bisher miteinander verbunden hat.

Um deutlich zu machen, was das für die vorgeburtliche Entwicklung und die während dieser Phase stattfindenden Lernprozesse bedeutet, bleiben wir noch einen Augenblick bei den Tieren, denn hier lässt sich das, worauf es ankommt, oftmals besser zeigen als bei unserer eigenen Art.

Wenn man Tiermütter, also beispielsweise Kaninchen, Ratten oder Hunde, während der Schwangerschaft auf irgendeine nicht artgemäße Weise belastet, z. B. indem man sie immer wieder in ausweglose Situationen treibt, ihnen übermäßige körperliche Anstrengungen abverlangt, sie falsch ernährt oder auf andere Weise krank macht, wird durch diese Belastungen auch das normalerweise im Mutterleib herrschende artspezifische Bedingungsgefüge verändert, in dem sich die Embryonen entwickeln. Sie reifen dann in einer Welt heran, deren Beschaffenheit nicht so ist, wie sie normalerweise artgemäß wäre. In dieser mehr oder weniger artfremden Welt lernen auch die ungeborenen Nachkommen all das, was sie dort lernen, anders, als es normalerweise der Fall wäre. Es ist dabei nicht so interessant, was von ihnen unter diesen fremdartigen Bedingungen auf welche Weise anders herausgebildet und gelernt wird. Spannend ist, was aus diesen Nachkommen wird, wenn sie auf die Welt kommen. Im Gegensatz zu dem, was wir über die Auswirkungen solcher veränderten Entwicklungsbedingungen auf die spätere Entwicklung unserer eigenen Kinder wissen, kennen wir diese Folgen bei Tieren ziemlich genau.

Wenn die Belastung der Mutter allzu stark wird und die intrauterinen Bedingungen allzu sehr von dem abweichen, was von den sich entwickelnden Embryonen noch toleriert werden kann, d.h. durch eigene Anpassungsprozesse ausgeglichen und damit im weitesten Sinne gelernt werden kann, sterben die Nachkommen bereits im Mutterleib ab. Es kommt dann zum Abort. In allen anderen Fällen – wenn die Abweichung der inneren Lebenswelt während der vorgeburtlichen Entwicklung durch entsprechende eigene Anpassungs- und damit Lernprozesse der Embryonen ausgeglichen werden kann – kommen die Nachkommen »anders«, mit anders entwickelten und anders ausgereiften Regelmechanismen, mit anders entwickelten funktionellen und strukturellen Gegebenheiten, auch mit einem anders verschalteten Gehirn auf die Welt. Das ist zunächst noch nicht weiter schlimm. Eigentlich sind diese Nachkommen nur – sozusagen von Geburt an – besonders gut an das Leben in einer Welt angepasst, in der es so zugeht, wie es bereits im Mutterleib zuging, in der Bedingungen herrschen, die das Neugeborene bereits im Mutterleib kennengelernt, zu ertragen gelernt und an die es sich also in seiner inneren Organisation anzupassen gelernt hat. Aber bei diesen Bedingungen handelt es sich ja um solche, die eigentlich so nicht vorgesehen waren, die erst durch äußere Einflüsse und Belastungen entstanden und damit irgendwie »artfremd« geworden sind. Die durch diese von außen verursachten Störungen erzwungenen Anpassungsleistungen des Neugeborenen, also die etwas anders als normalerweise ausgebildeten hormonellen, metabolischen und neuronalen Regelsysteme, auch die mitunter durch solche Anpassungen entstandenen strukturellen Besonderheiten innerer Organe, z.B. des Bewegungsapparates oder des Kreislaufsystems, waren so nicht vorgesehen.

Wie es ist, wenn etwas anders wird, als es normalerweise werden sollte, weiß jeder Handwerker, der je versucht hat, eine schiefe Tür in eine gerade Türfassung einzupassen. Im Fall des Handwerkers ist die Lösung einfach. Er beschafft sich einfach eine neue Tür. Im Fall eines Neugeborenen, das anders geworden ist, als es eigentlich hätte werden können, wenn es nicht in einer durch Belastungen der Mutter während der Schwangerschaft veränderten Welt herangereift wäre, ist dieses Anderssein nicht durch Umtausch wieder rückgängig zu machen. Schlimmer noch! Seine intrauterin erworbenen Anpassungen können sich nun im weiteren Entwicklungsverlauf auf zwei verschiedenen Ebenen als »unpassend« erweisen: Sie können einerseits nicht so recht zu den artspezifischen, im Genom verankerten Erfahrungen, also zu den genetischen Potenzen seiner Zellen passen und von einzelnen Zellen und Zellgruppen mehr abverlangen, als diese aufgrund ihrer genetischen Ausstattung zu leisten imstande sind. Dann ist absehbar, dass es irgendwann zu Überlastungen und Verschleißerscheinungen kommt, die zu unterschiedlichsten körperlichen Erkrankungen führen können.

Auch wenn diese Auswirkungen bisweilen viel später, etwa erst nach der Pubertät oder gar erst im fortgeschrittenen Alter zutage treten, so haben sie doch ihre tatsächlichen Ursachen in der während der Schwangerschaft der Mutter aufgetretenen Belastung. Bei Tieren sind solche Phänomene vielfach nachgewiesen worden, z. B. beim Auftreten von Hirntumoren (Astrogliomen) bei längst erwachsenen Ratten, die während ihrer vorgeburtlichen Entwicklung chemischen Substanzen ausgesetzt waren, weil der Mutter diese Substanzen während eines bestimmten, sehr frühen Zeitpunktes der Schwangerschaft verabreicht worden waren.

Neben dieser basalen, genetischen und zellulären Ebene gibt es noch eine zweite, weitaus komplexere Ebene, auf der sich vorgeburtliche Anpassungen an »artfremde« Entwicklungsbedingungen nach der Geburt als »unpassend« und damit problematisch für das spätere Leben erweisen. Diese andere, gleichsam übergeordnete Ebene ist der innerhalb einer Gemeinschaft, also einer Familie, einer Sippe oder einer Kulturgemeinschaft, vorherrschende und von dieser Gemeinschaft normalerweise transgenerational weitergegebene erworbene

Schatz an Erfahrungen. Bei Tieren sind die Auswirkungen solcher Inkongruenzen oder »Mismatches« besonders leicht zu beobachten.

Zum artspezifischen Erfahrungsschatz von Tieren gehört all das, was die Jungen einer Art, also beispielsweise Ratten, Kaninchen oder Löwen, vor und nach der Geburt lernen müssen, damit sie sich in der jeweiligen Gemeinschaft, in die sie hineinwachsen, zurechtfinden, dort zunächst ihren Platz und später auch einen Partner finden, mit dem sie selbst wieder Nachkommen zeugen. Wenn nun ein solches Muttertier, beispielsweise eine Rättin, während der Schwangerschaft irgendwelchen normalerweise in der natürlichen Lebenswelt von Ratten nicht auftretenden Belastungen ausgesetzt ist, so kommt es bei den ungeborenen Nachkommen zu entsprechenden vorgeburtlichen Anpassungen, die auch das sich entwickelnde Gehirn betreffen. Bestimmte Verschaltungen werden dann zu früh, andere dafür etwas später ausgeformt. Netzwerke und Verschaltungsmuster, die normalerweise sehr komplex aufgebaut sind und auf vielfache Weise miteinander verknüpft worden wären, werden dann vielleicht einfacher, andere, die normalerweise sehr stringent und ohne viele Nebenverbindungen entstanden wären, werden möglicherweise komplizierter und auf etwas andere Weise als gewöhnlich zusammengefügt. Wie diese Veränderungen der inneren Organisation im Einzelnen beschaffen sind, mag zwar interessant sein, soll uns aber hier nicht weiter beschäftigen. Wichtig ist das, was dabei herauskommt, wenn die Rattenmutter niederkommt und ihre sich nun etwas anders als normalerweise verhaltenden, sie vielleicht etwas anders wahrnehmenden und anders auf sie reagierenden Jungen zur Welt bringt.

Wenn ihr diese Jungen gar zu fremdartig vorkommen und sich ganz und gar anders verhalten, als die Mutter das instinktiv oder aufgrund ihrer eigenen Erfahrungen bei vorangegangenen Geburten erwartet, so frisst sie diese Jungen einfach auf. Sie betrachtet sie als ihr nicht zugehörig, erkennt sie nicht und fühlt sich nicht mit ihnen verbunden. Aufgrund ihrer intrauterinen Anpassungen an die Belastungssituation der schwangeren Mutter sind die Neugeborenen etwas anders geworden, als sie normalerweise geworden wären. Sie sind der Mutter dadurch »entfremdet«, und so ist das Band zerrissen, das beide normalerweise automatisch miteinander verbindet.

Wenn die durch die intrauterine Belastung ausgelösten Anpassungs- und Lernprozesse zu weniger starken Auffälligkeiten der neugeborenen Ratten führen und die Mutter diese Jungen – etwas befremdet zwar, aber doch immerhin – annimmt, so kann noch alles gut werden, falls im weiteren Entwicklungsverlauf die Beziehung zwischen der Mutter und ihren Jungen stabil bleibt und sich weiter festigt. Die Chancen, dass das gelingt, sind allerdings nicht mehr so gut wie für »normal« entwickelte Junge. Diese sich etwas anders verhaltenden, etwas anders reagierenden Neugeborenen »passen« eben doch nicht automatisch zu den von der Mutter mitgebrachten Erwartungen. Stärker, als das normalerweise der Falle wäre, ist die Beziehung der Mutter zu ihren Jungen von Anfang an belastet.

Gerade bei Ratten sind die Auswirkungen derartiger gestörter Bindungsbeziehungen auf die weitere Hirnentwicklung und das spätere Verhalten sehr eingehend untersucht worden. Übereinstimmend zeigt sich in diesen Experimenten, dass derartige Störungen der frühen engen Verbundenheit zwischen der Mutter und ihren Jungen sich vor allem bei der späteren Aneignung besonders komplexer Verhaltensleistungen bemerkbar machen. Hierzu zählt insbesondere das, was man als »Sozialverhalten« bezeichnet, also die Fähigkeit, die für das spätere Leben in der jeweiligen Rattengemeinschaft erforderlichen Verhaltensweisen zu erlernen. Für männliche Ratten heißt das, eine Stellung in der sozialen Hierarchie zu erobern, die es ihnen ermöglicht, ein Weibchen »abzubekommen« und Nachkommen zu zeugen. Rattenmännchen, die zu ängstlich oder zu aggressiv sind, die nicht angemessen auf die Verhaltensweisen der anderen Gruppenmitglieder reagieren können, geraten in der sozialen Hierarchie allzu leicht ins Abseits und können dann weder ihre genetischen Anlagen noch ihre erworbenen, von der Norm abweichenden Fähigkeiten und Verhaltensweisen an eigene Nachkommen weitergeben. Sie sterben also aus.

Weiblichen Ratten, die unter Bedingungen einer unzureichend stabilen Verbindung zur Mutter heranreifen, fällt es besonders schwer, sich die für die spätere Aufzucht ihrer eigenen Jungen erforderlichen Fähigkeiten anzueignen bzw. diese instinktiven (wir würden sagen: intuitiven) mütterlichen Kompetenzen auszubilden. Sie werden »schlechte« Rattenmütter, bauen kein richtiges Nest, kümmern sich nicht hinreichend um ihre Jungen und lassen sich allzu leicht in ihrem »Brutpflegeverhalten« durch äußere Einflüsse stören. Weil unter solch ungünstigen Bedingungen mehr Junge sterben als normalerweise, haben diese Rattenmütter geringere Chancen, ihre genetischen Anlagen und ihre von der Norm abweichenden Verhaltensweisen an nachfolgende Generationen weiterzugeben. Sie sterben also auch aus.

Ratten sind keine Menschen, und deshalb ist vieles von dem, was sich im Rahmen von Tierversuchen nachweisen oder aus der Untersuchung von natürlichen Verhaltensweisen von Ratten und anderen Tieren ableiten lässt, nicht einfach auf den Menschen übertragbar. Das menschliche Gehirn ist weitaus komplexer aufgebaut als das unserer tierischen Verwandten. Es entwickelt sich viel langsamer und die besonders plastischen Bereiche der Hirnrinde und hier speziell des Frontalhirns werden in viel stärkerem Maße und über einen wesentlich längeren Zeitraum während der kindlichen Entwicklung durch selbst gesammelte Erfahrungen und durch von anderen übernommenes Wissen, durch transgenerational weitergegebene Fähigkeiten und Fertigkeiten strukturiert. Im Gegensatz zu den Tieren, deren Verhaltensreaktionen in vieler Hinsicht angeboren und z. T. auch noch sehr streng genetisch verankert sind, müssen Menschenkinder so gut wie alles, worauf es im späteren Leben ankommt, erst noch lernen. Sie sind daher viel stärker als beispielsweise Rattenjunge darauf angewiesen, dass sich jemand um sie kümmert, sich auf ihre Bedürfnisse einstellt, ihnen zeigt, wie etwas geht, und ihnen Mut macht, es immer wieder zu versuchen. Für sie ist es viel wichtiger als für die Tierkinder, dass ihre Verbindung zu den Erwachsenen nicht zu früh gestört wird oder gar abreißt.

Noch in einem zweiten Aspekt unterscheiden sich Ratten und andere Tiere ganz erheblich von uns Menschen: Tiere können ihre eigene Lebenswelt kaum, die Welt, in der sie ihre Jungen aufziehen, noch weniger und die vorgeburtliche Welt, in der sich ihre ungeborenen Nachkommen entwickeln, überhaupt nicht selbst gestalten. Wir Menschen aber leben in einer fast vollständig von uns selbst gemachten, nach unseren eigenen Vorstellungen gestalteten Welt. Wir erziehen unsere Kinder nach Vorstellungen, die wir für richtig halten, und bringen ihnen all das bei, was sie unserer Ansicht nach brauchen, um sich in unserer Lebenswelt zurechtzufinden. Und wir bestimmen in viel stärkerem Maß, als es uns bewusst ist, auch die intrauterine Lebenswelt, in der sich unsere Kinder vor ihrer Geburt entwickeln. In manchen Kulturen wird den schwangeren Frauen durch moralische Vorschriften, tradierte Rituale oder gar gesetzlich vorgeschrieben, was sie zu tun oder zu lassen haben. In unserem Kulturkreis verunsichern wir sie mit immer neuen Ratschlägen und nicht zuletzt auch mit immer neuen wissenschaftlichen Erkenntnissen. Wir erzeugen in ihnen Schuldgefühle, weil sie nicht so perfekt sind, wie sie doch eigentlich sein sollten. Wir kümmern uns wenig um ihre Gefühlswelt und ihre Bedürfnisse nach Verbindung und Halt. Wir entfremden sie von ihrem Körper, ihrer Seele und ihren ureigensten Impulsen und übergeben sie lieber der Obhut von Ultraschalluntersuchungen, medizinischen Tests und Überwachungsapparaturen. Sie atmen die von unseren Autoabgasen verpestete Luft, sie ertragen die in unseren Städten herrschende Flut von Reizen. Sie essen, was in unseren Läden an mit Chemikalien angereicherten Lebensmitteln angeboten wird. Tagtäglich müssen sie all das Elend und die Sensationen verarbeiten, die unsere Medien verbreiten. Sie leiden an der von unserer immer hektischer werdenden Gesellschaft erzeugten Unruhe und Zeitverknappung. Dieser Rhythmus treibt sie an. Sie sollen nicht nur eine gute Mutter werden, sondern auch noch Karriere machen und natürlich auch noch eine attraktive Partnerin sein. All das kennen Ratten nicht, und nichts davon dringt in die Welt ihrer noch ungeborenen Nachkommen vor (es sei denn, sie leben in unseren Städten und fressen unsere Abfälle). Auch in dieser Beziehung sind wir also viel stärker miteinander verbunden und voneinander abhängig als die Tiere.

Ein letzter Aspekt, der uns ebenfalls von Anfang an viel stärker miteinander verbindet als Ratten oder auch Affen, ist der riesige Schatz an Wissen, an Erfahrungen, an Fähigkeiten und Fertigkeiten, der bis heute mehr oder weniger vollständig und zusätzlich noch erweitert durch das, was jede nachwachsende Generation im Laufe ihres Lebens hinzugelernt hat, an die jeweils nachfolgende Generation weitergegeben wird. Die Gehirne unserer Nachkommen werden nicht wie bei den Tieren in erster Linie durch angeborene und in hohem Maß von genetischen Anlagen (vor)programmierte Nervenzellverschaltungen strukturiert, sondern unsere transgenerational weitergegebenen Erfahrungen sind entscheidend dafür, welche Verbindungen in den Gehirnen unserer Kinder zunächst geknüpft und stabilisiert und später vielleicht wieder umgebaut und neu verbunden werden.

Das menschliche Gehirn ist also, zumindest in all jenen Bereichen, die unser Menschsein ausmachen, ein soziales Konstrukt.

Die Art und Weise, wie sich dieses soziale Konstrukt Gehirn herausbildet, ob es also einfacher oder komplexer ausgeformt wird, ob mehr oder weniger Quervernetzungen und Verbindungen entstehen, hängt nicht nur von der Vielzahl der Erfahrungen ab, die ein Kind vor und nach seiner Geburt und dann im Verlauf seines späteren Lebens machen kann, wenn es zunächst in eine bestimmte Familie, später in eine bestimmte Gemeinschaft und schließlich in einen bestimmten Kulturkreis hineinwächst. Ebenso wichtig oder vielleicht sogar noch entscheidender ist die zeitliche Ordnung, also die richtige Reihenfolge, in der diese Erfahrungen Schritt für Schritt gemacht werden können: zunächst während der vorgeburtlichen Entwicklung, dann als Baby, als Kleinkind, während der Vorschulzeit und schließlich in der Schule und später im Beruf. Bevor man in Büchern herumstöbern kann, muss man lesen gelernt haben. Bevor man laufen lernen kann, muss man seinen Körper aufrichten können. Bevor man sprechen kann, muss man erfahren haben, dass es möglich ist, jemandem seine eigenen Bedürfnisse und Absichten mitzuteilen. Und bevor man etwas mitteilen kann, muss man das, was in einem vorgeht, wahrnehmen. Und letztlich muss man die Erfahrung gemacht haben, dass es jemanden gibt, der diese Äußerungen der eigenen Befindlichkeit nicht nur zur Kenntnis nimmt, sondern angemessen und feinfühlig darauf reagiert, der sich einem zuwendet, den man spüren kann und mit dem man verbunden ist – und zwar von Anfang an.

Jeder Mensch hat diese wichtige Grunderfahrung zu einem sehr frühen Zeitpunkt seines Lebens gemacht, und sei es auch nur während der ersten Monate im Mutterleib. Sie ist deshalb tief in jedem Menschen verankert, und sie kann daher, wann immer es einem solchen enttäuschten Menschen in seinem späteren Leben gelingt, wieder jemanden zu finden, der sich ihm zuwendet, auch wieder wachgerufen werden. Deshalb steckt in jeder Begegnung mit einem anderen Menschen die Chance, sich selbst wiederzufinden.

Teil 2 *Die Reise der werdenden Eltern*

Elf

Das Kind ins Leben begleiten

Wenn Eltern geboren werden …

Das vorgeburtliche Kind hatte in Teil I dieses Buches unsere ungeteilte Aufmerksamkeit. Wir haben gelernt, wie wundersam seine vorgeburtliche Reise in diese unsere Welt verläuft, wie verletzlich es ist und welchen riesigen Schatz an Erfahrungen es in dieser Zeit macht. Wir haben auch verstanden, wie unglaublich abhängig es ist und wie es auf Gedeih und Verderb verbunden ist mit dem Organismus der Mutter: ihrem körperlichen Wohlbefinden, ihrer physiologischen Funktionsfähigkeit, ihrer Art, mit Stress und Angst umzugehen, ihrer Persönlichkeit, wie sie ihre Beziehungen gestaltet, wie sie ihre Vergangenheit und ihre Zukunft sieht. Es kann ohne sie nicht leben.

Wenn eine Mutter und ein Vater einem Kind das Leben schenken, kommt eine Menge Verantwortung auf sie zu. Manche Eltern können diese Verantwortung wie selbstverständlich tragen, sie fühlen sich »gut genug« und wissen, dass sie ihrem Kind ihr Bestes geben. Sie verstehen auch, dass sie nicht perfekt sein können, dass sie erst noch lernen müssen, wie es ist, Eltern zu sein. Dass sie sich auf ihr inneres Potenzial, über sich hinauswachsen zu können, verlassen können. Dass es ein Prozess von »Fallen« und »Wiederaufstehen« werden wird und dass Fehler immer wieder repariert werden können. Sie freuen sich darauf, das Kind auf seiner Reise in diese Welt zu begleiten, und sie freuen sich auf die immer wieder überraschenden Impulse, die ihr Kind ihnen auf ihrer Reise durch die Elternschaft schenken wird. Niemand weiß genau, was das gemeinsame Leben ihnen bringen wird. Aber sie sind voller Hoffnung und Freude auf das, was da kommen wird. Sie fühlen sich miteinander verbunden, sind offen für die Signale und Bedürfnisse der anderen, reagieren darauf nach bestem Wissen und Gewissen und geben sich gleichzeitig genügend Freiheit.

Wenn es immer so einfach wäre ... Wenn es uns doch gelingen würde, uns mit dem Strom des Lebens mitnehmen zu lassen, zu akzeptieren, was auf uns zukommt, Erfahrungen willkommen zu heißen, zu vertrauen, uns selbst und andere Menschen zu lieben, so, wie wir sind, uns tragen zu lassen, wenn wir Unterstützung brauchen, und da zu sein, wenn Not am Mann oder der Frau ist. Die Realität sieht für die meisten Menschen anders aus: Wir tragen die Narben unserer Vergangenheit mit uns. Wir versuchen, das Beste daraus zu machen, merken aber, dass wir es gewöhnt sind, uns zu verbiegen, uns anzuspannen, unsere ureigensten Bedürfnisse zu verleugnen und uns an Normen anzupassen, die nicht die unseren sind.

Dennoch gibt es diese tiefe Sehnsucht in uns, heil zu werden und anzuknüpfen an unseren Urgrund: die Fähigkeit, über uns hinauszuwachsen. Trotz aller widrigen Umstände erahnen wir diese Kräfte in uns und genießen sie mit vollen Zügen, wenn sie fühlbar sind und wir uns davon berühren lassen. Wenn ein Kind in unser Leben kommt – dann ist so ein besonderer, heiliger Moment auf einmal da.

In diesem zweiten Teil unseres Buches richten wir nun unsere Aufmerksamkeit auf die Eltern – auf die Menschen, die Zeugen und Teil dieses besonderen Momentes sind. Eigentlich beginnt die Elternschaft ja schon bei den ersten Gedanken und Gefühlen über das Kind. Manchmal lange vor der Zeugung, manchmal erst dann, wenn das Kind sich zum ersten Mal offenbart. Eltern fangen dann an, Platz zu machen. Platz zu machen für einen Dritten im Bunde (und bei mehreren Kindern einem Vierten, Fünften etc.). Sie spüren, dass sich dadurch viel verändert. Alles wird anders: die Körperfunktionen der Frau und in minderem Maße auch der Körper des Mannes verändern sich tief greifend und richten sich aus auf »Versorgung«, die Seele der Eltern geht mehr nach innen und sucht nach emotionaler Verbundenheit. Das soziale Gefüge, in dem sich die Eltern befinden, verschiebt sich und findet ein neues Gleichgewicht. Großeltern werden geboren und Onkel, Tanten, Neffen und Nichten. Berufliche Bedürfnisse, finanzielle Notwendigkeiten und Karriereziele werden neu bestimmt, Wohnungen neu eingerichtet, die tägliche Routine neu überdacht.

Kein Wunder, wenn die schwangeren Eltern ins Trudeln geraten. Auch für die stärkste und stabilste Persönlichkeit ist die Schwangerschaft eine Herausforderung! Lassen Sie sich ruhig ein bisschen »trudeln« und seien Sie sich gewiss, dass gerade dadurch in Ihnen Kräfte freigesetzt werden, die Sie bereit machen, aus diesen Erfahrungen genau das zu lernen, was Sie jetzt brauchen. Gemeinsam mit Ihrem Kind und Ihrem Umfeld werden Sie ein neues Gleichgewicht finden und gemeinsam weiterwachsen.

Einige der Herausforderungen, die auf die Eltern zukommen, wollen wir uns in diesem Teil unseres Buches nun etwas genauer ansehen. Wir haben dazu ein Team von Kollegen und Kolleginnen eingeladen und sie gebeten, ihre Kenntnisse und Expertise mit uns und Ihnen, liebe Leserin und lieber Leser, zu teilen.

Der Dresdner Gynäkologe und Geburtshelfer Sven Hildebrandt weiß aus seiner Praxis, wie universell Gefühle von Angst und Unsicherheit in der Schwangerschaft sind. Jede Schwangere kennt sie. Für manche Frauen sind sie jedoch so überwältigend, dass sie die Schwangerschaft und die Geburt unheilvoll überschatten. Wenn wir die Mechanismen und Hintergründe dieser übermäßigen Angst kennen, dann haben wir eine Chance, sie in ihre Grenzen zu weisen, zu regulieren und zu transformieren. Die Professionals in der Schwangerenvorsorge und Geburtshilfe haben hier eine wichtige Rolle zu erfüllen. Schwangere sind in einer verletzlichen Situation: Sie brauchen unsere Unterstützung dabei, mit ihrer inneren Kraft und ihrem intuitiven Wissen in Kontakt zu kommen und zu bleiben.

Die Ermächtigung der Schwangeren steht auch im Zentrum des Beitrags der Hamburger Hebamme und Anthropologin Angelica Ensel. Sie beschäftigt sich mit einem Thema, das nicht nur enormen Einfluss hat auf die Schwangere und ihr Kind, sondern auch darauf, welche Bilder unsere Gesellschaft über Schwangerschaft und Geburt bereithält. Es geht um die Folgen der pränatalen Diagnostik, wie sie heutzutage in Deutschland betrieben wird. Der Glaube an Kontrolle, Messbarkeit und Machbarkeit soll Angst vertreiben und Sicherheit bieten. In seinem Gefolge entstehen allerdings allzu oft noch mehr Angst und noch mehr Druck. Viele Eltern sehen sich konfrontiert mit einer Verantwortung, die sie nicht tragen können, und manchmal sogar mit Entscheidungen, die sie schlichtweg überfordern. Dies alles kann den Aufbau der Bindung zum ungeborenen Kind ungewollt, aber deshalb nicht weniger tief greifend beeinträchtigen, und die Schaffung der neuen, eigenen Identität als Mutter und Vater erschweren.

Die neue Rolle als Mutter und Vater wird ganz besonders gestärkt, wenn die Eltern Wege finden, von Anfang an mit ihrem sich vorgeburtlich entwickelnden Kind in Kontakt zu sein. Die Dresdner Hebamme Esther Göbel bietet den von ihr betreuten Eltern Raum, diese Beziehung auf ihre eigene Art zu erkunden. Was das bewirkt, ist außerordentlich berührend: So werden schon während der Schwangerschaft Mütter und Väter geboren, denn sie begeben sich in ihre dazugehörige Gefühlswelt, nehmen sich darin ernst und fangen an, ihr Kind im Bauch kennenzulernen. Sie sind dabei besonders kreativ, intuitiv und mutig! Lassen Sie sich von den Erfahrungen anderer Eltern inspirieren und fangen Sie an, Ihrem Kind zuzuhören, mit ihm mitzufühlen und es als eigenes Wesen in Ihrem Bauch wahrzunehmen. Viel Freude dabei!

Ein weiteres wichtiges Thema, womit jede Schwangere und ihr Partner zu tun bekommen, ist die Veränderung ihrer Liebesbeziehung. Wie bekommen sie es hin, ihre Beziehung in diese neue und spannende Phase ihres Lebens zu lotsen, eine Phase, die noch dazu ziemlich lange dauert? Ingeborg Weser ist neben ihrer Tätigkeit als Pränatalpsychologin auch Paartherapeutin und Expertin für den Erhalt und die Stärkung von Liebesbeziehungen. Ein Kind zu bekommen ist auch für die stabilste Paarbeziehung eine Herausforderung. Gleichzeitig können die Eltern dem Kind nichts Besseres bieten als ein liebevolles und kräftiges Band miteinander, denn das ist das Fundament für gelingende Elternschaft. Glücklicherweise gibt es ein paar wichtige Grundprinzipien, die Ihnen helfen können, das Gefühl emotionaler Verbundenheit miteinander zu stärken, Ihre Sexualität lebendig zu erhalten und das gemeinsame Projekt »Elternschaft« als unschlagbares Team anzugehen.

Der Münchner Kinder- und Jugendpsychiater und Psychoanalytiker Karl Heinz Brisch erinnert daran, wie wichtig der Aufbau einer sicheren Bindung zwischen Eltern und Kind ist. Eine sichere Bindung hat seine Wurzeln in der Schwangerschaft und wächst und gedeiht durch den feinfühligen Umgang der Eltern mit ihrem Säugling. Das ist übrigens gar nicht so einfach! Manchmal gibt es widrige Umstände wie eine schwierige Schwangerschaft oder Geburt, besondere Stressfaktoren im Leben oder emotionale Probleme der Eltern, die es ihnen schwer machen, die liebevollen Eltern zu sein, die sie eigentlich sein wollen. Besonders hart ist es, wenn das Baby viel schreit, sich nicht leicht beruhigen lässt, schlecht schläft oder Schwierigkeiten mit dem Essen hat. Das ist oft eine echte Herausforderung für Eltern. Sie sollten damit auf keinen Fall allein sein oder sich durch Schuld- oder Schamgefühle leiten lassen! Es gibt eine Menge Hilfen, die Eltern nutzen können, um sich und ihrem Baby den so wichtigen Beginn ihrer Beziehung zu erleichtern. Wir wünschen Ihnen viel Freude beim Lesen der folgenden Kapitel. Mögen sie Sie in Ihrer Elternschaft unterstützen und stärken.

Zwölf

Zeit »guter Hoffnung« – Zeit großer Angst

Sven Hildebrandt

Die Schwangerschaft ist eine »heilige Zeit« im Leben der Frau. Sie dürfte zu den wichtigsten Umbruchsituationen ihrer Biografie gehören – und zwar sowohl in biologisch-körperlicher als auch in seelisch-emotionaler Hinsicht. Die Schwangerschaft ist ein Vulkanausbruch der Weiblichkeit, ein Wirbelsturm der Gefühle, ein Meer der Emotionen. Und dies gilt für jede einzelne Schwangerschaft aufs Neue – wenn auch immer wieder in veränderter Form.

Das Spektrum der Gefühle und Emotionen ist besonders zu Beginn der Schwangerschaft sehr breit – und natürlich von Frau zu Frau verschieden. Da schwingen oft Freude über die Ankunft des Kindes, Aufregung über die großartige Lebensveränderung, Glück und Dankbarkeit über das Geschenk des neuen Lebens, Erleichterung über das Eintreten der Schwangerschaft mit. Aber nicht selten finden sich auch negative Gefühle: Verunsicherung, Schock, Scham, Schuld. Solche »finsteren Momente« gibt es durchaus nicht nur bei Frauen, die unerwartet oder gar ungewollt schwanger wurden. Jede Frau – und übrigens auch jeder Mann – durchlebt zu Beginn der Schwangerschaft eine emotionale Achterbahnfahrt – selbst wenn das Kind freudig erwartet wurde. Und diese negativen Gefühle sind bei fast allen Schwangeren mehr oder weniger ausgeprägt Teil des Empfindungscocktails. Wir sprechen von einer »physiologischen Ambivalenzreaktion« am Beginn einer Schwangerschaft, die ganz offensichtlich zu den völlig normalen Vorgängen gehört.

Es ist sehr wichtig, dass Frauen (und Männer) um diese emotionale Ambivalenz wissen, denn oft ist sie mit ausgeprägten Schuld- und Versagensgefühlen dem Kind gegenüber verbunden. Eine der wichtigsten Aufgaben im Rahmen der Schwangerenbetreuung durch Ärzte und Hebammen besteht darin, diese »normalen« negativen Impulse aufzufangen und zu erklären, der Frau zu helfen, möglichst schnell wieder festen Boden unter den Füßen zu bekommen, und auf eine baldige Kontaktaufnahme zum Kind hinzuwirken. Das intrauterine Kind »verzeiht«, wir müssen ihm nur erklären, dass unser emotionales Taumeln nicht mit ihm – dem Kind –, sondern ausschließlich mit uns – der völlig überwältigten Schwangeren und ihrer Umgebung – zu tun hat. Dieser Gedanke wirkt fast immer tröstend und beruhigend, verhindert Stigmatisierung und Schuldgefühle.

Die Allmacht der Angst in der Schwangerschaft

Meistens kann sich die Schwangere wieder emotional stabilisieren. Dennoch gibt es unter all den problematischen Seelenregungen einen Affekt, der die Befindlichkeit der Schwangeren nachhaltig und leider oft auch massiv beeinflusst: die Angst. Es handelt sich dabei um eine komplexe und höchst komplizierte Reaktion unseres Körpers auf Situationen, die auf uns bedrohlich wirken.

Nun mag man fragen, warum die Schwangerschaft so oft als beunruhigendes, Angst auslösendes Ereignis wahrgenommen wird. In aller Regel beherrschen doch nach Überwindung der geschilderten Ambivalenzen positive Gefühle wie Freude, Glück und »gute Hoffnung« die Seele der Schwangeren. Warum werden diese Regungen nahezu bei allen Frauen – und auch bei Männern – manchmal von lähmenden Ängsten überlagert?

Auf jeden Fall hat die Allmacht der Angst in der Schwangerschaft weitreichende Konsequenzen: Die Angst der Mutter wird das Kind berühren – und zwar in verschiedener Weise. Einerseits ist die Regung »Ich habe Angst um dich« ein Zeichen der Liebe, der Fürsorge, der Verbundenheit: »Dein Leben und deine Gesundheit, Kind, sind das wichtigste Gut meines Lebens – ich bin in größter Sorge um dieses Gut.« Die Angst der Mutter kann sie auch motivieren, sich Unterstützung zu holen, sich anzuvertrauen, sich ihrer Verletzlichkeit bewusst zu sein und sich durch andere ein Stück mittragen zu lassen. Auch das könnte im Prinzip eine heilsame und positive Reaktion sein angesichts einer völlig neuen und verunsichernden Lebenssituation. Andererseits jedoch könnte die destruktive Kraft der Angst in die intrauterine Lebenswelt hineinstrahlen und dem Kind angstvolle Impulse vermitteln. Welche tief greifenden Folgen das hat, konnte die pränatale Stressforschung eindrucksvoll beschreiben. Wenn wir uns also mit den frühesten Prägungen des intrauterinen Kindes beschäftigen, dann müssen wir uns mit den Wurzeln der Angst sehr umfassend auseinandersetzen. Und wenn wir die subtilen Mechanismen der Angst verstehen lernen, können wir daraus Strategien zum überwindenden Umgang mit diesem Phänomen ableiten.

Angst ist ein archaischer Affekt, der zu unseren zentralen Überlebensstrategien gehört. Und doch wäre es falsch, Angst ausschließlich als positive Kraft im Umgang mit Gefahrensituationen anzusehen, denn der grundsätzliche Charakter von Angstgefühlen ist – zumindest in dem hier betrachteten Kontext – destruktiv.

Dieser für das Verständnis der Angst äußerst wichtige Zusammenhang wird in deren Abgrenzung zur »Furcht« deutlich. Mit Furcht reagiert unser Organismus auf eine konkrete Bedrohung, auf eine reale oder vermutete Gefahr. Sie führt zu einer gezielten Aufmerksamkeitssteigerung: Die Sinne werden geschärft, Flucht- oder Abwehrstrategien bereitgelegt, die innere Grundspannung erhöht, um mit dem als bedrohlich empfundenen Impuls umgehen zu können. Furcht empfindet die Schwangere beispielsweise, wenn sie im Gebirge auf einen schmalen Grad über einem Abgrund balanciert. Sie befürchtet abzustürzen – eine konkrete Bedrohung. Sie wird jeden Schritt mit größter Vorsicht gehen, sich festhalten und stabilisieren – und sich möglichst schnell aus der gefährlichen Situation befreien. Die Furcht hilft ihr, mit der Bedrohung fertig zu werden. Die Furcht ist ein konstruktiver, schützender Affekt.

Im Gegensatz hierzu ist die Angst ein diffuses, unkonkretes Gefühl. Auch wenn z. B. die »Angst vor einem kranken Kind« auf den ersten Blick durchaus auf ein bestimmtes Szenario ausgerichtet zu sein scheint, bleibt die innere Regung bei genauer Betrachtung vage, hilflos und lähmend. Die Schwangere befürchtet ja keine spezifische Situation, die beispielsweise durch gesunde Ernährung vermeidbar oder durch entsprechende Therapien beherrschbar wäre. Sie hat einfach nur Angst, dass mit der Geburt eines kranken Kindes ihr Leben ins Trudeln kommen könnte – und allein dieser Punkt vermag einen Menschen völlig zu destabilisieren.

Über Angst wurde viel geforscht und publiziert – und die wissenschaftlichen Haltungen zu diesem Phänomen gehen weit auseinander. Dennoch muss der destruktive Charakter der Angst insbesondere in Bezug auf Schwangerschaft und Geburt eindeutig herausgestellt werden. Die Geburtsangst gilt beispielsweise als schwerwiegender Risikofaktor und wurde sehr gut untersucht. Über deren negativen Einfluss auf das Geburtserleben und -geschehen herrscht in der Fachwelt Konsens.

Die Angst vor und bei der Geburt

Es lohnt sich, kurz bei diesem Thema zu verweilen, denn die Angst bei der Geburt ist exemplarisch für die Komplexität und Destruktivität des Affekts. Die Wurzeln der Geburtsangst entsprechen weitgehend den nachfolgend ausführlich behandelten Ursachen der Angstgefühle im Schwangerschaftsverlauf: Frauen können sich unsicher fühlen, ihr Gefühl von Kontrolle und Autonomie verlieren und das Gefühl haben, dass ihre Intimitätsgrenzen überschritten werden. Dazu kommen die medizinischen Interventionen und die möglichen oder tatsächlichen Belastungen und Schmerzen während der Geburt. Sie alle erzeugen eine angstvolle Spannung. Die moderne Schmerzphysiologie hat sich mit affektiven Einflüssen auf die Reizweiterleitung in den zentralen Schmerz-Nervenbahnen beschäftigt. Dabei gilt die Angst als einer der bedeutsamsten Faktoren für eine schmerzverstärkende Wirkung. Das bedeutet: Die Gebärende hat einerseits mit dem Geburtsschmerz als physiologisch auftretender Sonderform des Schmerzes zu tun, der an sich nicht destruktiv ist, sondern für das Geburtsgeschehen sogar wichtige Funktionen hat.[1] Durch die Einwirkung des Faktors Angst jedoch kann aus diesem physiologischen Schmerzgeschehen eine destruktive, für die Gebärende unerträgliche Krise werden. Eine solche Krise ist die ideale Voraussetzung für das Auftreten von Komplikationen und für den Einsatz von Interventionen. Beides wiederum löst bei der Gebärenden ein Gefühl aus: Angst.

Der Teufelskreis aus Angst–Schmerz–Spannung–Komplikation–Angst wurde in der Vergangenheit umfassend studiert und gilt wissenschaftlich als gesichert. Der Hauptauslöser dieses Teufelskreises ist die Angst. Denn wie die Furcht löst auch die Angst komplexe kör-

1 Schmid 2005

perliche Reaktionen aus, die letztlich die Funktion haben, den Körper auf Kampf- oder Fluchtverhalten vorzubereiten. Der gesamte Organismus wird in einen vegetativen Spannungszustand versetzt, der von unserer zentralen Schutzschaltung, dem Sympathikus, dominiert wird. Jeder, der sich schon einmal in einer massiv angstbesetzten Situation beobachtet hat, kennt diese zum Teil äußerst heftigen vegetativen Reaktionen: Das Herz schlägt einem bis zum Hals, man ist schweißgebadet, alles krampft sich zusammen.

Und: Die Angst überträgt sich auf andere. Auch die wellenartige Verbreitung der Angst auf die Umgebung hat archaische Ursachen, die der Gruppendynamik des Fluchtverhaltens in Rudeln oder Schwärmen dienen. Die Biochemie dieser über chemische Botenstoffe (Pheromone) transportierten Informationsflüsse ist gut erforscht.[2] Ungünstigerweise »riecht« auch ein gegnerisches Gegenüber unsere Angst, was Menschen mit Angst vor Hunden immer wieder zu spüren bekommen. Während des Geburtsprozesses kommt diese gegenseitige Übertragung von Angst (von der Gebärenden oder dem werdenden Vater in Richtung Geburtshelfer und umgekehrt) regelmäßig vor.

Auf das intrauterine Kind überträgt sich die mütterliche Angst auf wesentlich subtilere Weise. Die genauen Mechanismen dieses über Botenstoffe im Blut, möglicherweise aber auch über bioenergetische Kanäle stattfindenden Informationsaustausches sind bisher kaum untersucht. Aber die Beobachtungen der kindlichen Reaktionen auf mütterliche Spannungszustände lassen keinen Zweifel am Vorhandensein derartiger Verbindungen zu.

2 Mujica-Parodi 2009

Mit Ängsten umgehen

Wir sind Ängsten keineswegs hilflos ausgeliefert. Vielmehr hat unser Gehirn unbewusste Strategien entwickelt, mit solchen negativen Gefühlen umzugehen. Diese Anpassungsmechanismen spielen nicht nur bei den Massivängsten wie bei der unfreiwilligen Begegnung mit einem Raubtier eine Rolle. Auch bei den wesentlich subtiler erlebten Angstgefühlen in der Schwangerschaft versucht die Schwangere, über unbewusste Reaktionen mit den bedrohlichen Impulsen umzugehen. Solche Mechanismen sind[3]:

- Vermeidung: Versuch, der bedrohlichen Situation auszuweichen. Es gibt Schwangere, die sich sehr bewusst gegen eine ärztliche Schwangerenbetreuung entscheiden. Eines der Hauptmotive für diese Haltung dürfte die Vermeidung »unnötiger« Beunruhigung sein.
- Bagatellisierung: Herunterspielen der Angstgefühle. Es gibt die »coole Schwangere«, die offenbar keine Ängste zu haben scheint, doch mit ihrer Körpersprache deutliche Anspannung verrät.
- Verdrängung: Versuch, die Angstgefühle zu unterdrücken. Dies ist eine der häufigsten Abwehrstrategien: Die Schwangere lenkt sich mit positiven Reizen ab (wie z. B. dem exzessiven Konsum von Eltern-Zeitschriften).
- Verleugnung: Die Schwangere gibt gegenüber ihrer Umgebung vor, keine Angst zu haben.
- Übertreibung: Durch überzogene Pränataldiagnostik soll eine (scheinbare) Beruhigung erreicht werden.
- Generalisierung: Die Schwangere tut Angstgefühle mit dem Argument »Jeder hat schließlich Angst« ab.

3 In Anlehnung an Warwitz 2001

- Bewältigung: Warwitz spricht von »funktionierendem Angstgewissen« – die Schwangere stellt sich ihren Ängsten und versucht, einen bewussten Umgang mit den negativen Impulsen zu pflegen.
- Heroisierung: Die Schwangere strahlt ein vermeintliches Heldentum aus: Ich stehe über den Dingen.

Die sechs Gesichter der Angst in der Seele der Schwangeren

Wenn wir uns nun den konkreten Formen der Angst in der Schwangerschaft zuwenden, muss zunächst die starke Individualität solcher Gefühle betont werden. Jede Schwangere erlebt die bedrohlichen Impulse auf ihre Weise und findet ihren jeweiligen Bewältigungsweg. Insofern können die Zusammenhänge nur modellhaft dargestellt werden, ohne den Anspruch auf Vollständigkeit und Universalität zu erheben.

Ängste der Schwangeren finden wir in sechs grundsätzlichen Bereichen:

- Die Angst der Veränderung: Die Schwangere erlebt einen biografischen Schnitt, der sich massiv auf ihre Lebenssituation, auf Zukunftspläne, auf die Alltagsbewältigung und auf prinzipielle Fragen der Lebensgestaltung wie z. B. Ernährung, Sport, Beruf, Partnerschaft, Sexualität auswirkt.
- Die Angst der Verletzbarkeit: Mit der Existenz des intrauterinen Kindes erlebt die Frau das konkret fassbare Gefühl, dass mit Krankheit oder gar Tod dieses kleinen Menschen das eigene Leben für immer aus der Bahn geraten würde.
- Die Angst der Unvollkommenheit: Schwangere haben instinktiv

ganz neue Wertmaßstäbe, an denen sie sich und ihre Umgebung messen. Eine logische Konsequenz ist das Gefühl, diesen Ansprüchen nicht gerecht werden zu können.

- Die induzierte Angst: Angstgefühle können von außen auf die Schwangere übertragen werden – z. B. im Rahmen der Pränataldiagnostik.
- Die Geburtsangst: Hierbei handelt es sich um eine besondere Kategorie, die teils rationale (Angst vor dem »Großereignis« Geburt mit all seinen Unwägbarkeiten), teils archaische Anteile (archaische Todesangst der Gebärenden) in sich vereint.
- Die übertragene Angst: Die oben beschriebenen Mechanismen der Angstweiterleitung wirken natürlich auch in Richtung der Schwangeren: Angst der Geburtshelfer und Hebammen wird automatisch von der Gebärenden gespiegelt.

Die Angst der Veränderung

Es gibt kaum eine Situation, die das Leben eines Menschen so grundlegend verändert wie die Schwangerschaft. Wenn man sich vergegenwärtigt, welche problematischen Gefühle schon Veränderungsprozesse wie beispielsweise ein Arbeitsplatzwechsel generieren, dann kann man sich die Komplexität des Bedrohungspotenzials der Schwangerschaft vorstellen. Vor der Schwangeren stehen unglaublich viele Fragen, die sie bewusst oder unbewusst reflektiert – nicht selten mit negativen, Angst auslösenden Gefühlen:

... »Wie werden sich mein Körper, meine Figur, meine Brüste verändern?« Besonders der letzte Punkt ist für viele Frauen ein wirkliches Thema, denn die Brust wird oft als Symbol der Weiblichkeit, der Jugend und der Anmut empfunden. Ehrlicherweise kann man ja diese Sorge auch gar nicht einfach abtun, denn tatsächlich haben Schwangerschaft und Stillzeit einen großen Einfluss auf das Körperbild. Hier zeigt sich zum ersten Mal, welche Feinfühligkeit, Achtsamkeit und Erfahrung bei der Betreuung von Schwangeren notwendig sind und welche komplexe Dimensionen diese Aufgabe annehmen kann. Die Schwangerschaft ist Chance und Aufgabe zugleich, innere Positionen zum Leben, zum Älterwerden und letztlich auch zum Sterben neu zu bestimmen, die damit verbundenen körperlichen Prozesse anzunehmen und das Selbstbild auf eine neue Grundlage zu stellen.

… »Wie wird sich meine Lebensgestaltung verändern?« Dabei geht es nicht nur um die völlig neuen Anforderungen an die Tagesplanung. Es geht auch und besonders um den Bestand der sozialen Beziehungswelt (Freunde, Familie, Kollegen), um die Bewältigung der beruflichen Anforderungen und um den Erhalt von Hobbys und Lebensgewohnheiten (Sport, Freizeitaktivitäten).

… »Wie wird sich meine Partnerschaft, meine Sexualität verändern?« Tatsächlich stellt die Geburt eines Kindes einen schwerwiegenden Einschnitt in die partnerschaftliche Beziehung dar. Oft wird das empfindliche Bindungssystem unseres Lebens mit einem im Gleichgewicht schwingenden Mobile verglichen, das durch jeden Verlust (und analog mit jeder Geburt) für eine kurze Zeit völlig ins Trudeln gerät, bis es sich allmählich in einem neuen Gleichgewichtszustand wieder beruhigt. Diese Veränderung wird bereits zu Beginn der Schwangerschaft von beiden Partnern erspürt, was handfeste Ängste auszulösen vermag. Auch hier ist eine sensible Beruhigung durch professionelle Begleiter der Schwangerschaft von größter Bedeutung: Das Leben wird durch das Kind bereichert werden. Alle durchaus denkbaren Verluste werden durch das kostbare Geschenk dieses Kindes mehr als ausgeglichen.

Die Angst der Verletzbarkeit

Diese Form der Angst hat besonders schwerwiegende Folgen für das Erleben der Schwangerschaft. Die Schwangere erspürt, dass eine Erkrankung oder gar der Tod des Kindes einen Schicksalsschlag bedeuten würde, der mit keiner anderen Lebenskrise vergleichbar ist. Ein Verlust des Partners oder der Eltern wäre freilich auch eine Katastrophe – aber sie hätte nicht ansatzweise solch eine völlige Zerstörung seelischer Stabilität zur Folge wie der Tod des eigenen Kindes.

Auch diese Angst wird meist unbewusst erlebt. Aber sie findet ein höchst problematisches Ventil: die Pränataldiagnostik. In der heutigen Zeit hat die Diagnostik am intrauterinen Kind eine heikle Ersatzfunktion übernommen. Das ursprüngliche Ziel, Abweichungen vom normalen Schwangerschaftsverlauf frühzeitig zu erkennen und nach Strategien zur Verbesserung der Situation für Mutter und Kind zu suchen, wurde in den letzten Jahren immer weiter verdrängt. Ursache für diesen Prozess sind einerseits fehlende Kompetenz im Umgang mit den Ängsten der Schwangeren, andererseits das Absicherungsbedürfnis aufseiten der Diagnostiker – von denkbaren monetären Interessen ganz abgesehen.

Wie heikel diese Frage ist, wird besonders an der großen Verbreitung des sogenannten »Erst-Trimester-Screenings« deutlich. Diese Methode der Pränataldiagnostik untersucht das Auftreten bestimmter körperlicher und hormoneller Merkmale, deren individuelle Konstellation mit einer größeren Datenbank verglichen wird. Der Computer zählt die Fälle seiner Datenbank, bei denen genau diese Konstellation auftrat – und gibt dann den Anteil kranker Kinder an der Gesamtzahl dieser Fälle als »individuelles Erkrankungsrisiko« aus. Also nicht der Befund selbst bestimmt dabei ein mögliches Risiko, sondern ein statistischer Vergleich, der zudem auch noch fragwürdig und von der Schwangeren kaum nachvollziehbar ist und dennoch Angst auslösen kann: »Mein Kind ist krank« – dabei ist das Kind mit 99,5%iger Wahrscheinlichkeit gesund. Bei nüchterner Betrachtung dürfte keine einzige Schwangere in diese Diagnostik einwilligen – und schon gar kein Geld dafür ausgeben. Denn am Ende dieses Prozesses gibt es keinerlei verwertbare Informationen und schon gar keinen Lösungsweg – und nach einer umfassenden und sorgfältigen Beratung würde tatsächlich so gut wie keine Schwangere zu diesem Instrument greifen. Dennoch nimmt die Mehrzahl der Frauen – oft sogar auf Anraten der Ärzte – am Erst-Trimester-Screening teil und gibt sogar hohe Geldbeträge dafür aus. Dieses rational nicht nachvollziehbare Verhalten ist nur mit den diffusen Ängsten und der sich anschließenden Suche nach »Absicherung« zu erklären, die in der Frage mündet: »Sag mir, dass mein Kind gesund ist. Sag mir, dass ich niemals um dieses Kind trauern muss.« Ärzte sollten aber die Größe haben, zu antworten: »Niemand kann dir diese von dir so sehr ersehnte Sicherheit geben. Das Schicksal deines Kindes hängt von vielen Faktoren ab. Und die Pränataldiagnostik gleicht einem Blick durchs Schlüsselloch: Wir sehen nur einen winzigen Ausschnitt der Wirklichkeit jenseits der Tür.«

Die Angst der Unvollkommenheit

Die Mutterschaft ist eine Aufgabe, in die die Schwangere erst hineinwachsen muss. Sehr oft fühlen sich Frauen zu Beginn der Schwangerschaft überfordert, weil sie sich selbst in der Mutterrolle gar nicht vorstellen können. Diese Unsicherheit geht nicht selten auf das mehr oder weniger positiv erlebte Vorbild der eigenen Mutter zurück. Fragen nach der eigenen Kompetenz als Mutter, Schuldgefühle bezüglich eigener Zweifel, durchlebter Ambivalenzen oder gar handfester Fehlreaktionen – und letztlich auch Versagensängste können sich auf das seelische Gleichgewicht der Schwangeren massiv auswirken.

Die induzierte Angst

Bisher haben wir die »inneren Ängste« der Schwangeren besprochen. Das Bild wäre höchst unvollständig, würde man das Angstpotenzial der Schwangeren ausschließlich auf ihre eigene Seele reduzieren. Ein großer Teil der negativen und angstbesetzten Impulse wirkt von außen auf die Schwangere ein. Auch hier spielt die Pränataldiagnostik eine problematische Rolle, weil die Frau möglicherweise mit Informationen konfrontiert wird, die sie nicht erfragt hat und die sie nicht einordnen kann. Denn leider wird in aller Regel vor Beginn der Diagnostik versäumt, den diagnostischen Auftrag zu formulieren. Dadurch fühlen sich die Diagnostiker veranlasst, jeden Befund – unabhängig von der Relevanz für die Gesundheit des Kindes – der Schwangeren mitzuteilen. Diese ist in aller Regel völlig überfordert, diese Informationen rational in ihr Bewusstsein zu integrieren.

Das Problem der induzierten Angst ist bei genauer Betrachtung ein Kommunikationsproblem. Sehr stark banalisiert verläuft der Dialog zwischen der Schwangeren und dem Diagnostiker sehr oft wie folgt: »Was wollen Sie wissen?« »Alles!« »Ihr Kind hat eine Zyste im Gehirn. In 98 % der Fälle hat dieser Befund keine Bedeutung – machen Sie sich also keine Sorgen.« Keine Frau wird dieser Aufforderung nachkommen können – die Krise ist vorprogrammiert.

Fairerweise muss gesagt werden, dass selbst bei umsichtigster Beratung eine Verunsicherung der Schwangeren nicht immer vermieden werden kann. Dennoch gibt es viele Möglichkeiten, die Gefahr induzierter Ängste zu reduzieren. Hierbei stehen eine eindeutige Absprache des Untersuchungsauftrages und eine achtsame Kommunikation aller Befunde im Vordergrund.

Die Geburtsangst

Wie schon erwähnt, ist die Angst vor und bei der Geburt eine besondere Kategorie der Angst. Hier geht es um mehr als um das »große Unbekannte« wie beim Betreten eines Flugzeuges oder beim Platzieren auf dem Zahnarztstuhl. Die Geburtsangst hat eine archaische oder zumindest über Generationen weitergegebene Dimension. Auch wenn die Frau positiv und optimistisch ihrer Geburt entgegensieht, schwingt stets mehr oder weniger stark die Botschaft »Geburt ist gefährlich« in ihren Optimismus hinein.

Diesen Angstgefühlen können alle an der Geburt Beteiligten nur begegnen, indem sie, auch als Geburtshelfer, selbst einen festen Glauben an die Erfolgsorientiertheit des biologischen Ereignisses »Geburt«, ausstrahlen: *Die Geburt ist ein Naturvorgang, der sich auf Gesundheit und Leben ausrichtet.* Die Natur hat die Schwangere und ihr Kind mit unglaublichen Kompensationsmechanismen ausgestattet, die sie vor Gefahren schützen, Widrigkeiten ausgleichen und einen guten Ausgang der Geburt sicherstellen können.

Die übertragene Angst

Auch die letzte Form der Angst wird über unbewusst erlebte Vorgänge von außen in die Seele der Schwangeren hineingetragen. Angst der betreuenden Hebammen und Ärzte erzeugt zwingend Angst bei der Schwangeren und Gebärenden.

Die neuroendokrinen und neurophysiologischen Mechanismen für diese Übertragungsreaktion wurden in diesem Buch an verschiedenen Stellen schon ausführlich dargestellt. Auf diese Weise spiegelt die Frau auch die Ängste ihrer professionellen Betreuer. Ganz offensichtlich wird dieses Phänomen bei der Geburt selbst: Die Beckenendlagengeburt ist beispielsweise in der heutigen Zeit eine der besonders angstbesetzten geburtshilflichen Vorgänge, obwohl diese Geburten meist völlig komplikationslos verlaufen. Dennoch erlebt die Gebärende ein höchst angespanntes Team. Es ist ihr gar nicht möglich, sich dieser Dynamik zu entziehen.

Analog sind Übertragungen auch bei der Schwangerenbetreuung denkbar. Betrachtet man allein die subtile Psychodynamik bei einer eingehenden Ultraschalluntersuchung, so wird die große Bedeutung dieses Faktors sofort offenbar: Jede Anspannung seitens des Untersuchers überträgt sich unmittelbar auf die Schwangere und löst Angst aus.

Strategien zum Umgang mit der Angst

Wir werden die Angst nicht aus den Lebensbereichen Schwangerschaft und Geburt vollständig vertreiben können. Es handelt sich um ein archaisches Grundgefühl mit zentralen biologischen Wurzeln und gehört fest in unser affektives Reaktionssystem. Wir können jedoch viel tun, damit die allgegenwärtige Angst ihre destruktive Kraft auf die Schwangere nicht oder nur begrenzt entfaltet.

Aus der Sicht der Schwangeren sollte bei denen, die sie betreuen, im Vordergrund eine klare innere Haltung zum Wunder der Geburt stehen. Nur wenn diese selbst die innere Überzeugung in sich tragen und auf die ihnen anvertrauten Frauen ausstrahlen, dass die Schwangerschaft ein grandios abgestimmter und auf einen glücklichen Ausgang ausgerichteter Naturvorgang ist, der mit einer unglaublichen Kompensationsbreite auch auf widrige Umstände zu reagieren vermag – nur dann können sie ihr Handeln und eine entsprechende Beratung authentisch und angstfrei gestalten. Denn damit übertragen sie ebenso Zuversicht und Vertrauen auf die Schwangere wie im schlechten Fall die Angst. In die Betreuung sollten also die abschließend genannten Grundüberzeugungen integriert werden:

- Glaube an die Kraft der Natur und die Vollkommenheit deines Körpers. Du bist mit deiner Weiblichkeit und mit deiner biologischen Ausstattung ganz und gar auf das Gelingen der Schwangerschaft eingerichtet.
- Stelle dich angstvollen Gefühlen – diese gehören zum biologischen System der Schwangerschaft. Setze dich mit den Impulsen, die dir Angst machen, sorgfältig auseinander – aber lass die Angst nie deine Gefühlswelt dominieren!
- Pflege Gefühle wie Hoffnung, Vertrauen und Zuversicht ganz bewusst – sie sind der Quell innerer Stärke und Stabilität.
- Sei ganz bei deinem Kind. Die Liebe zu deinem Kind vermag alle angstvollen Momente bestehen zu helfen.
- Sei Teil eines innigen Beziehungssystems: Dein Partner, deine Familie, Freunde und Kollegen können dich stabilisieren und stärken.
- Vertraue auf die ordnende Kraft des Schicksals. Egal, wie du im Geflecht der Weltanschauungen stehst: Es gibt allen Grund, an das Gute und Gelingende zu glauben.

Mit solchen Inspirationen können wir alle der Schwangeren helfen, ihrer Angst einen gesunden, natürlichen Platz im System der Emotionen zu geben: sie wachsam und umsichtig zu machen, ihre Sorgfalt und Vorsicht zu fördern – und in ihrer Gefühlswelt immer der Zuversicht die Oberhand zu geben.

Dreizehn

Vorgeburtliche Diagnostik als wirkmächtige Prägung

Angelica Ensel

Die erste Heimat eines Kindes ist der Leib seiner Mutter. Die erste, zutiefst prägende Beziehung ist die pränatale Bindung – absolut eng, äußerst durchlässig und hochsensibel. Das Wissen über die Wirkungen der körperlichen und psychischen Erfahrungen der Mutter auf die Entwicklung des Kindes ist faszinierend. Im Zeitalter von Ultraschall und vorgeburtlicher Diagnostik kommen weitere Dimensionen hinzu, deren prägende Wirkungen auf die Mutter-Kind-Bindung in die Schwangerenbegleitung einbezogen werden müssen.

Nina schaut

»Hier ist Ihre Gebärmutter, da sehen Sie die Fruchthöhle und das ist Ihr Kind. Und da sehen wir das kleine Herz schlagen …« Nina schaut gebannt auf den Bildschirm. Sie ist tief berührt. Sie ist tatsächlich schwanger. So lange hat sie diesen Moment herbeigesehnt. Nun wird sich ihr Leben dramatisch verändern. Es ist unfassbar und doch sichtbare Wirklichkeit – ein ergreifender Moment, den sie nie mehr vergessen wird.

Im Anschluss wird die Ärztin eine ausführliche Anamnese durchführen und Blut abnehmen. Nina wird erfahren, was sie tun oder lassen sollte, um sich und ihr Kind nicht zu gefährden. In den nächsten neun Monaten wird sie regelmäßig in die ärztliche Praxis gehen. Im Mutterpass, der ihre neue Identität besiegelt, sind alle Untersuchungen aufgeführt, die in dieser Zeit anstehen. Nina hat nun einen Fahrplan durch die Schwangerschaft. Sie fühlt sich gut aufgehoben und sie will alles sehr gut machen. Sie wird viel lesen. Auf ihrem Smartphone hat sie sich bereits eine App heruntergeladen. So wird sie fortlaufend über die Entwicklung ihres Babys und die anstehenden Vorsorgeuntersuchungen informiert und sie bekommt viele hilfreiche Tipps.

In den folgenden Monaten wird Nina ihr Kind häufig auf dem Ultraschallbildschirm sehen. Wie fast alle Frauen wünscht sie sich, dass möglichst bei jedem Arztbesuch ein Ultraschall gemacht wird, und sie wird etwas enttäuscht sein, wenn es nicht so ist. Nina wird alle Ultraschallbilder sammeln und in den Mutterpass legen. Sie wird sie abfotografieren und in ihrem Smartphone das erste Fotoalbum ihres Kindes anlegen. Im vierten Monat wird sie erfahren, ob es ein Junge oder ein Mädchen wird. Vielleicht wird sie im 5. Monat oder später einen 3-D-Ultraschall als individuelle Zusatzleistung in der Praxis kaufen. Dabei kann man das spätere Gesicht des Kindes erahnen und seine Bewegungen noch viel eindrücklicher sehen und man kann einen Film aufnehmen. Den kann sie sich zu Hause mit ihrem Mann immer wieder anschauen und sie können ihn Freunden und Verwandten zeigen. Auf ihrem Smartphone wird sie ihn sich immer wieder selbst anschauen.

Das erste Bild

Das erste Bild ihres Kindes erhält eine schwangere Frau heute von ihrer Gynäkologin oder ihrem Gynäkologen oder ihrem Arzt. Der erste

Ultraschall ist zentraler Bestandteil der Initiation in den neuen Status als Schwangere. Das Sichtbarmachen des Ungeborenen hat das Erleben der Schwangerschaft in den letzten Jahrzehnten nachhaltig verändert. Während es früher bis zur Geburt eines Kind »nur« die inneren Bilder der Eltern gab, sind das »Sehen« des Kindes, das Beobachten seiner Entwicklung und das Wissen über verschiedene körperliche oder genetische Eigenschaften des Ungeborenen heute eine Selbstverständlichkeit für werdende Eltern. Diese andere Dimension der Wirklichkeit prägt das Erleben der Schwangerschaft und die vorgeburtliche Beziehung zum Ungeborenen in vielfältiger Weise.

Wie wirken die medial erzeugten Bilder auf die Schwangere? Wie verbinden sie sich mit den inneren Bildern, die eine Frau von ihrem Kind hat? Welche Wirkung hat die Produktion der Ultraschallbilder auf das Selbstverständnis schwangerer Frauen und ihr Körpergefühl? Was geschieht, wenn die Bilder Auffälligkeiten beim Kind zeigen? Und was bedeuten diese neuen pränatalen Prägungen für die kollektiven kulturellen Bilder und Vorstellungen vom Schwangersein und Gebären?

In einer medial geprägten Welt ist das Erzeugen von Bildern ein selbstverständlicher und beständiger Prozess der Konstruktion von Wirklichkeit und Mittel der Kommunikation. Die Wirkung der Bilder ist hochemotional. Das Sehen des Ungeborenen hat ganz unterschiedliche Dimensionen. Einerseits können die Bilder eine Frau enorm stärken. Die Ergebnisse der Forschung bestätigen: Ultraschall kann die vorgeburtliche Eltern-Kind-Bindung stärken.[1] Vor allem die Väter können dadurch bereits in der frühen Phase der Schwangerschaft anders einbezogen werden. Andererseits können die Ultraschallbilder die Frauen aber auch nachhaltig verunsichern und sie können die pränatale Beziehung erheblich stören. Denn während der Blick der El-

1 Brisch; Hellbrügge 2007

tern das Kind als Versprechen und als zukünftiges Familienmitglied begrüßt, ist der ärztliche Blick ein analytischer, ein prüfender Blick. Ultraschall ist auch vorgeburtliche Diagnostik. Für die ExpertInnen, deren Aufgabe es ist, Pathologie zu entdecken, tragen die Bilder eine Botschaft, die es zu entschlüsseln und zu deuten gilt. Solange es keine Auffälligkeiten gibt, müssen die unterschiedlichen Perspektiven nicht kollidieren. Wenn jedoch Abweichungen gefunden werden, kann sich die bestärkende Wirkung der Bilder in ihr Gegenteil verkehren. Die ärztlichen Deutungen entfalten ihre Wirkmacht. So wird aus einem harmlosen Schwarz-Weiß-Bild ein wirkmächtiges und bedrohliches inneres Bild, das die anderen inneren Bilder vom Ungeborenen verdrängen kann. »Der Kopf ist zu groß oder zu klein.« »Sie haben zu viel oder zu wenig Fruchtwasser.« »Da sieht man eine Zyste, aber sie muss nichts bedeuten.« Alle diese Bemerkungen haben tiefgreifende Wirkungen. Wer schwangere Frauen und werdende Eltern begleitet, weiß, dass solche Erfahrungen alltäglich und tief prägend sind und dass sie eine große Zahl der Eltern betreffen.

Schwanger mit dem Risiko

»Ich finde nicht mehr zu meinem Kind«, sagt Miriam unter Tränen. Beim Fein-Ultraschall in der 14. Schwangerschaftswoche wurde bei ihrem Kind eine Zyste im Gehirn, festgestellt. »Ich habe meine Unbefangenheit verloren«, sagt Miriam. Sie ist 42 Jahre alt und mit ihrem zweiten Kind schwanger. Bei ihrem ersten Kind wurde diese Untersuchung noch nicht durchgeführt, vorgeburtliche Diagnostik war damals kein Thema für sie, denn sie galt nicht als Risikoschwangere. »Jetzt kreisen meine Gedanken immerzu um diese Zyste und ich sehe mein Kind nicht mehr ganz«, sagt Miriam. Sie ist aufgewühlt, grübelt immerzu über die Risikoziffern und Wahrscheinlichkeiten, die sie als Ergebnis der Untersuchungen bekam. Wie soll sie damit umgehen? Eine Fruchtwasseruntersuchung könnte mehr Gewissheit über die genetische Konstellation ihres Kindes bringen, aber diese Diagnostik ist mit dem Risiko einer Fehlgeburt verbunden. Sie ärgert sich, dass sie überhaupt vor dieser Entscheidung steht. Den Erst-Trimester-Test, der ihr in der ärztlichen Praxis angeboten wurde, hat sie als eine Art Prävention verstanden.

Vorgeburtliche Diagnostik hat viele Aspekte. Das Sehen und Untersuchen des ungeborenen Kindes können – in seltenen Fällen – Leben retten. Ein Kind mit einem vorgeburtlich erkannten schweren Herzfehler kann nach der Geburt optimal versorgt und, wenn es nötig ist, sofort operiert werden. Mithilfe eines Lasereingriffes können Zwillinge, deren Blutgefäße durch eine gemeinsame Plazenta ungünstig miteinander verbunden sind, vor einer extremen Mangelversorgung und einem möglichen vorgeburtlichen Tod gerettet werden. Mittels vorgeburtlicher Diagnostik wird bei vielen Schwangerschaften diagnostiziert, dass die Plazenta das Kind nicht mehr ausreichend versorgt. Oft werden die Geburten daraufhin vorzeitig eingeleitet. Nur manchmal stellt sich im Nachhinein heraus, dass diese Diagnose richtig war. Mit der pränatalen Diagnostik kann man eine Reihe der häufigsten genetischen Abweichungen und einige schwere Fehlbildungen sowie bestimmte Stoffwechselerkrankungen erkennen. Eine Therapie der so erkannten Probleme gibt es normalerweise nicht. Die Eltern müssen dann über Leben und Tod ihres ungeborenen Kindes entscheiden.

Die andere Seite der hoffnungsvollen, aber seltenen spektakulären Erfolge der pränatalen Diagnostik ist der Wandel im Erleben der gesunden Schwangerschaft, der durch die Etablierung der pränatalen Diagnostik in der Schwangerenvorsorge für alle Frauen entstanden ist – eine nachhaltige Prägung ihrer inneren Bilder und Gefühle. Dies brachte einen folgenreichen Wandel der kulturellen Vorstellung, was eine Schwangerschaft ist und was eine werdende Mutter und ihr Kind in dieser Zeit brauchen.[2] Aus einer Zeit der guten Hoffnung wurde die Schwangerschaft zu einem Risiko, dessen Management sowohl den begleitenden Berufsgruppen, vor allem aber den werdenden Eltern eine hohe Verantwortung zuweist.

In unserer westlichen Medizinkultur sind Schwangerschaft und Geburt maßgeblich durch Medikalisierung und Technisierung geprägt.[3] In Deutschland werden 70–80 Prozent aller schwangeren Frauen der Kategorie »Risikoschwangere« zugeordnet. Der deutsche Mutterpass listet insgesamt 52 mögliche Risiken aufgrund der Mutter auf und sieht mehr als 150 einzelne Untersuchungen für die gesunde Schwangere vor. Das Angebot vorgeburtlicher Untersuchungen betrifft heute alle Eltern. Kaum dass sie schwanger sind, müssen sie entscheiden, welche Untersuchungen sie in Anspruch nehmen wollen. Schwangere Frauen müssen sich heute mit Statistiken und Wahrscheinlichkeiten auseinandersetzen. Als »informierte« Patientinnen müssen sie entscheiden, ob sie über die Basisultraschalluntersuchungen im Mutterpass hinaus weitere Leistungen oder bestimmte Angebotspakete vorgeburtlicher Untersuchungen erwerben wollen, die ihnen in Hochglanzbroschüren als individuelle Gesundheitsleistungen verkauft werden. Weil sie alles tun wollen, um ein gesundes Kind zu bekommen, entscheiden sich viele Eltern für solche Zusatzleistungen, obwohl deren Wirkung nicht wissenschaftlich bestätigt ist.

Ver-rückte Verantwortung

Statt einen Wachstums- und Veränderungsprozess zuzulassen und sich vertrauensvoll darauf einzulassen, müssen Frauen sich mit

2 Duden 2007
3 Schücking 2003

Krankheitsbildern, Risikoziffern, Wahrscheinlichkeiten, Untersuchungsmethoden beschäftigen. Wollen sie eine invasive Diagnostik mit einer hohen Genauigkeit, die allerdings mit dem Risiko einer Fehlgeburt verbunden ist? Oder sollten sie besser zunächst einen scheinbar ungefährlichen Test durchführen lassen, der – wie man ihnen mitteilt – ihr »Basisrisiko« reduzieren, aber auch vergrößern kann? Und was würden sie im letzteren Fall tun? Die Eltern sollten sich auch überlegen, was sie tun würden, wenn die Diagnostik das Ergebnis bringt, dass ihr Kind eine schwere Behinderung und Erkrankung hat. Würden sie in diesem Fall das Kind bekommen oder würden sie die Schwangerschaft abbrechen lassen? Statt Fürsorge zu bekommen, müssen Frauen und werdende Eltern Verantwortung übernehmen. Diese ihnen zugewiesene ver-rückte Verantwortung bewirkt, dass den Frauen heute oft die wichtigste Grundlage für eine Schwangerschaft fehlt: die »gute Hoffnung«, ein Grundvertrauen in sich selbst und diesen Prozess des Wachsens. Wenn aber eine Schwangere sich nicht getragen fühlt, dann fehlen auch dem in ihr wachsenden Kind das vertrauensvolle Getragensein durch die Mutter und oft auch ihre Bereitschaft, es bedingungslos anzunehmen.

Spirale der Kontrolle

Vorgeburtliche Diagnostik bietet »Sicherheit« an, sie erzeugt jedoch in einem hohen Maße eine Spirale von Angst und Kontrolle. Ein unsicherer Befund muss kontrolliert werden. Wenn keine Entwarnung gegeben wird, kann eine Schwangerschaft manchmal bis zum Ende von fortlaufenden Kontrollen, Ängsten und Verunsicherungen geprägt sein. Auch das Warten auf den Befund nach einer Fruchtwasseruntersuchung ist für viele Frauen eine schwierige Phase. Viele Frauen berichten von einer Distanz zum Kind, einem Gefühl der »Schwangerschaft auf Probe«, in der die vorgeburtliche Bindung unterbrochen wird.[4] Oft ist bereits die Hälfte der Schwangerschaft vorbei, bis das Ergebnis der Diagnostik den Eltern das Gefühl gibt, dass nun alles gut ist, und sie Verwandten und Freunden von der Schwangerschaft berichten.

Ultraschall als Technologie hat, so sieht es die Körperhistorikerin Barbara Duden, den Blick der Schwangeren auf sich selbst verändert. Sie muss sich mit der »Vermessung«[5] ihres Kindes beschäftigen, mit Tabellen, Werten, Schatten und Umrissen. Jede dieser Vermessungen kann einen Verdacht erzeugen. Duden spricht von einer Lähmung der Selbstwahrnehmung und einer Entkörperlichung der Frau. »Die Frau lernt, dass sie ihren Sinnen nicht trauen kann.«

Der die lebendigen Prozesse von Schwangerschaft und Geburt dominierende Risikodiskurs hat sowohl aufseiten der ärztlichen Begleitung als auch aufseiten der Eltern und in der Gesellschaft dazu geführt, dass die Wahrnehmung von Schwangerschaft und Geburt als gesunden Vorgängen komplett verschoben ist. Tatsächlich werden 96 % aller Kinder gesund geboren und 70–80 % der schwangeren Frauen könnten laut WHO der Kategorie den gesunden Schwangeren zugeordnet werden.

Kultur der Angst

Deutschland war das erste Land, das die Ultraschalluntersuchungen als festen Bestandteil innerhalb der Schwangerenvorsorge etablierte. Im internationalen Vergleich zeigt sich, dass hier auch die meisten Ultraschalluntersuchungen während der Schwangerschaft durchgeführt werden. Während andere Länder vergleichbaren Standards nur

4 Katz-Rothmann 1989
5 Duden 1998

ein- oder höchstens zweimal Ultraschall vorsehen, sind es in Deutschland offiziell laut Mutterpass drei, tatsächlich jedoch durchschnittlich sieben Ultraschalluntersuchungen in der Schwangerschaft. Diese Ergebnisse aus einer Studie der kanadischen Gesundheitswissenschaftlerin Susan Erikson zeigen, dass pränatale Diagnostik auch aus wissenschaftlicher Sicht nicht adäquat eingesetzt wird. Erikson forschte an deutschen Kliniken dazu, was Ärztinnen und Frauen mit dem Begriff des Risikos und den Ultraschallbildern verbinden. Ein Ergebnis ihrer Forschung besagt, dass der weibliche Körper in der deutschen Schwangerenvorsorge als ein Risiko angesehen werde. Schwangere Frauen gelten, so Erikson, per se als Risiko, und dies betreffe jede Frau.

Während der Ultraschall als Mittel gilt, Risiken zu reduzieren, kommt Erikson zu dem Ergebnis: Je mehr der Ultraschall eingesetzt wird, desto mehr Risiken werden auch produziert. Da das Ungeborene und die Gebärmutter so oft untersucht werden, würden immer neue Risiken identifiziert und kategorisiert. Anhand der Untersuchungsergebnisse werde dann ermittelt, inwieweit die Schwangerschaft weiter gemanagt und überwacht werden soll. Im Vergleich zur Zahl der Kinder, die tatsächlich tot oder behindert auf die Welt kämen, sei die Rate der »Risikodiagnosen« bei Schwangeren und Ungeborenen viel zu hoch, wobei für die Mehrzahl der Frauen per Ultraschall sowieso keine endgültige Prognose über den Ausgang der Geburt gestellt werden könne.

Obwohl aus wissenschaftlicher Sicht also erhebliche Zweifel daran bestehen, dass Ultraschalluntersuchungen den Ausgang einer Schwangerschaft verbessern, wird diese Erkenntnis – das bestätigen auch Eriksons Studien – in Deutschland nicht wahrgenommen. Es gibt keine wissenschaftliche Grundlage für die Notwendigkeit der häufigen Ultraschalluntersuchungen. In Deutschland hat sich diese Kultur, so Erikson, allerdings verselbstständigt.[6]

6 Erikson 2008

Das Risiko als dominante kulturelle Orientierung hat den Umgang mit Schwangerschaft und Geburt somit nachhaltig verändert. Nicht die pränatale Diagnostik, nicht der Ultraschall oder die Technologie an sich sind das Problem, sondern die Art und Weise, wie Menschen mit diesen Mitteln umgehen. Die Gedankengebäude, die in diesem Kontext entstehen, die Art und Weise, wie gesprochen wird, und die Haltungen und Einstellungen, die vermittelt werden und die das Denken und Fühlen von Menschen prägen, erzeugen die fatalen Wirkungen.

Schwangerschaft als Übergang

Schwangerschaft ist ein natürlicher Vorgang – und eine Grenzen überschreitende Lebenserfahrung. Etwa Neues, eine existenzielle Veränderung kündigt sich an. Das ist mit freudiger Erwartung, aber auch mit Unsicherheit und Ängsten verbunden – eine physiologische Krise. In allen Kulturen und zu allen Zeiten waren und sind Schwangergehen und Gebären in Vorschriften und Rituale eingebunden. Rituale haben dabei eine ordnende und strukturierende Funktion und sie dienen der Angstabwehr. Die Schwangere in einer Phase des Übergangs galt und gilt als gefährdet ebenso wie das neue Leben, das in ihr wächst. Schwangerschaft als Übergang braucht eine Begleitung – eine Person, die die Frau in dieser Krise begleitet, die ihr sagt, wie sie sich verhalten muss, damit »alles gut wird«. In unserer Kultur hat die ärztliche Schwangerenvorsorge diese Funktion übernommen. Allerdings gilt die Schwangerschaft hier vor allem als hochriskanter Lebensprozess, der in erster Linie medizinische Betreuung braucht.

Weil schwangere Frauen aufgrund ihrer physiologischen Krise in einer labilen Situation sind und in hohem Maße psychologische Stärkung und Orientierung brauchen, sind sie in dieser Situation durch die Haltungen und Vorgaben der Begleitenden äußerst beeinflussbar. Da die Schwangerenvorsorge in erster Linie medizinische Maßnahmen bereithält, werden diese auch gegen die Ängste eingesetzt.

In diesem Kontext wird vorgeburtliche Diagnostik zu einem Mittel der Angstabwehr. Sie wird – wie eine sozialwissenschaftliche Studie zu Kommunikation und Entscheidungsprozesse bei vorgeburtlicher Diagnostik in der ärztlichen Schwangerenvorsorge ermittelte – zu einem Kanal für alle mit der Krise des Übergangs verbundenen Ängste der Frauen.[7] Mit anderen Worten: Die Angst, das Kind könnte nicht gesund sein, wird zu einem Stellvertreter für alle anderen Ängste. Als Sicherheitsangebot in der Frühschwangerschaft dockt pränatale Diagnostik in der physiologischen Krise des Übergangs an. Fatalerweise erzeugt ihre Anwendung genau die Ängste, die sie bekämpfen soll. So ist die Diagnostik Abwehrmittel und Erzeugerin von Ängsten zugleich. Es entsteht eine Spirale von Angst und Diagnostik, deren Dynamik schwer zu entkommen ist – insbesondere in einer Schwangerenbegleitung, die andere Formen der Angstbewältigung vernachlässigt. Ängste von schwangeren Frauen und werdenden Eltern haben ihre Berechtigung und sie brauchen Raum. In einer Gesellschaft, in der familiäre Netze oft nicht oder kaum noch vorhanden sind, ist die Sorge vieler Frauen, wie sich das Leben mit einem Kind gestalten wird, nur allzu verständlich und berechtigt. Tatsächlich besteht ein großer Bedarf, sich um die Ängste schwangerer Frauen zu kümmern.

»Bitte nicht stören«

Die vorgeburtliche Diagnostik mit ihren Möglichkeiten, Risiken und Konsequenzen birgt ein hohes Konfliktpotenzial. Die Ergebnisse der

7 Friedrich et. al. 1998

Diagnostik können nicht nur beruhigen, sondern in hohem Maße Beunruhigung, Ängste und Stress auslösen, die unter Umständen die gesamte Schwangerschaft überschatten können.[8] Die Ergebnisse aus Hirnforschung[9], Bindungsforschung[10] und fetaler Programmierung[11] zeigen, wie nachhaltig das emotionale Erleben der Mutter die prä- und postnatale Gesundheit des Kindes prägt. Vorgeburtlicher Stress der Mutter kann körperliche und psychische Symptome erzeugen, bis hin zu vorzeitigen Wehen und der Gefahr einer Fehl- oder Frühgeburt.[12] Aufseiten des Kindes beeinträchtigt mütterlicher Stress die pränatale Hirnentwicklung und dessen Stoffwechsel.[13] Die Erfahrungen aus der Arbeit mit Schwangeren bestätigen eindrücklich, in welchem Ausmaße schwangere Frauen heute belastet sind und wie unsicher sie sich fühlen – auch in Folge einer pathologieorientierten Schwangerenvorsorge. Immer mehr Frauen haben kein Gefühl dafür, wie es ihnen und ihrem Kind geht. Beängstigende Erfahrungen mit vorgeburtlicher Diagnostik haben hier einen nicht unbeträchtlichen Anteil. Auch die beeindruckend hohe Anzahl von Kaiserschnitten – derzeit liegt die Rate bei über 30 % – weist darauf hin, dass schwangere Frauen sich immer weniger zutrauen, ihr Kind aus eigener Kraft zu gebären. Die Frage ist auch hier, welche inneren Bilder vom Gebären während der Schwangerschaft bei den Frauen entstehen.

Diese Tatsachen verweisen auf die große Verantwortung für die begleitenden Professionen. Schwangergehen und Gebären sind körperlich und emotional zutiefst prägende Erfahrungen im Leben einer Frau. Beide Prozesse bergen ein immenses Potenzial – sowohl für Verletzung und Traumatisierung als auch für eine nachhaltige Stär-

8 Brisch 2007
9 Van den Bergh et. al. 2005
10 Hiddas/Raffai 2006
11 Tegethoff et. al. 2011
12 Rauchfuß/Gauger 2003
13 Schwab 2007

kung der Gesundheit von Frauen, Kindern und Familien. Es ist die primäre Aufgabe aller Berufsgruppen um die Schwangere, das Wohlbefinden und die Gesundheit von Mutter und Kind zu schützen und zu fördern. Idealerweise sollte die Schwangerenvorsorge *einen Raum des Schutzes und der Stärkung* bieten – einen Raum, in dem innere Bilder entstehen, die das Zutrauen der Frauen zu sich selbst nähren, ein Kind selbstverständlich zu tragen und es aus eigener Kraft zu gebären. Dazu gehört es vor allem, schwangere Frauen in ihrer Kompetenz für sich selbst und für ihr Kind zu stärken. Hierin liegt der Fokus der Schwangerenvorsorge durch die Hebamme. Ihr Blick richtet sich in erster Linie auf das Gesunde einer Schwangerschaft und die vorgeburtliche Mutter-Kind-Bindung, die sie bestärkt, ohne dass sie mögliche Komplikationen aus dem Auge verliert. Eine ärztliche Schwangerenvorsorge, die diese Aufgabe ernst nimmt, geht sorgfältig und reflektiert mit den emotionalen und ethischen Herausforderungen der vorgeburtlichen Diagnostik um. Sie ermutigt Frauen und Paare vor allem, über ihre Ängste zu sprechen und zu spüren, was sie wirklich brauchen, um sich sicher zu fühlen, und was sie selbst tun können, um gut für sich und für ihr Kind zu sorgen. Sie bestärkt im Dialog mit den Eltern deren Zutrauen zu sich selbst und ihren Kompetenzen. Sie unterstützt das Entstehen stärkender, tragender innerer Bilder.

Eine solche Schwangerenvorsorge ist Fürsorge – auch für die Gesundheit der kommenden Generation und der Gesellschaft.

Vierzehn

In Kontakt mit meinem Kind

Esther Göbel

In unserer Gesellschaft und deren Ratgebern hält sich die Idee, dass es für uns Frauen frühestens ab der 17. Schwangerschaftswoche möglich sei, unsere Kinder im Bauch selbst spüren zu können. Dieses vermeintliche Wissen steht im Kontrast zu den Erlebnissen, die viele schwangere Frauen mit ihren kleinen Kindern schon vor der 17. Woche haben. Sie geben sehr deutlich an, dass sie die eigenständigen Bewegungen ihres Kindes wahrnehmen können! Wieder andere sind unsicher, ob sie dem trauen können, was sie da gerade gespürt haben. »Vielleicht war es doch der Darm mit seinen Bewegungen und nicht mein Kind? Vielleicht bilde ich mir das alles nur ein?« Oder sie ignorieren die oft abendliche Begegnung einfach nach dem Motto: »Ich will mich nicht zu früh freuen.«

Für mich als Hebamme, die Frauen in der Schwangerschaft gemeinsam mit Gynäkologen von Anfang an begleiten kann, ist die Stärkung des intuitiven Wissens der Frau: »Ich kann mein Kind wahrnehmen!«, ein wundervoller Aspekt meiner Tätigkeit. Ich stelle jeder schwangeren Frau, egal in welcher Schwangerschaftswoche sie sich befindet, eine dieser Fragen:

- Kannst du dein Kind schon spüren?
- Hast du es heute schon bemerkt?

- Hast du eine Idee oder ein Gefühl, wie es ihm geht?
- Weißt du schon, was es mag oder was es nicht gut findet?

Dabei habe ich gelernt, dass Frauen (und Männer) viele Möglichkeiten zur Kontaktaufnahme mit ihrem Kind im Bauch nutzen. Von einigen möchte ich berichten.

Ich weiß einfach, dass du da bist

Einige Frauen kommen nicht zur Hebamme oder zum Gynäkologen mit der Frage nach der Feststellung einer möglichen Schwangerschaft, sondern mit der Bitte um Bestätigung ihres intuitiven Wissens. Sie erzählen, dass sie schon lange vor der Zeugung Kontakt zum Kind, zu seiner Seele aufgenommen haben. Sie haben gespürt, dass und wie es zu ihnen gekommen ist. Manche erlebten ihren Bauch plötzlich als viel heller, andere beschreiben ihn als wärmer. Sie fühlten: »Mein Kind hat die Einladung angenommen.«

Diese Frauen freuen sich sehr, wenn sie nicht als »werdende« Mutter, sondern von Anfang an als »Mutter« angesehen werden. Sie sind es nämlich schon jetzt! Sie sind in der 8. Woche ihrer Mutterschaft. Von dieser Haltung aus gehen sie in Kommunikation mit ihrem Kind.

Seltener berichten auch Väter von so einem Ereignis. Um diesem intuitiven Wissen Raum zu geben, benötigt besonders der Vater einen guten Kontakt zur Hebamme oder zum Arzt, um ihnen diesen persönlichen Schatz anzuvertrauen. Das geht eher nicht zwischen Tür und Angel. Auch hier fühlt sich der Vater schon als Vater und nicht als Werdender. Er ist von Anfang an Vater.

Frauen werden manchmal von ihren Müttern zur Vorsorgeuntersuchung begleitet. Oft ist für diese die Kontaktaufnahme zum noch nicht geborenen Kind am Anfang etwas fremd. Sie kennen es so nicht aus ihrer Zeit der Schwangerschaft. Langsam wird ihnen bewusst, dass dieses Kind da im Bauch ihr Enkelkind ist. Zum Abschied sagte eine Frau: »Ich bin jetzt in der 12. Woche Großmutter.« Sie fühlt sich als Großmutter – also die »große Mutter«. Sie hat ihren Platz in der Ahnenreihe gefunden.

Ich wünsche mir, dass ich von dir träume

Sich abends oder beim Mittagschläfchen einen Traum zu wünschen ist eine sehr alte Technik. Sie hilft, Inhalte aus dem Un-Bewussten ins Be-Wusste zu holen. Am besten erinnern sich Frauen an das Geträumte, wenn sie beim Aufwachen nicht gleich die Augen aufmachen, sondern noch mit geschlossenen Augen liegen bleiben und sich des Traumes bewusst werden wollen. Dann kann es gelingen, dass der Traum ziemlich klar ins Tagesbewusstsein kommt und somit gut zu erreichen ist. Es hat sich bewährt, ihn dann zeitnah in einem kleinen Traumtagebuch aufzuschreiben, bevor die Eindrücke des Tages ihn überlagern und wieder tief ins Unterbewusstsein verschieben.

In manchen Träumen finden sich Botschaften vom Kind im Bauch, manchmal sogar auch von den zukünftigen, noch zu erwartenden Kindern. So berichtet eine Frau, dass sie von ihrem Baby schon geträumt habe, bevor es zu ihr gekommen sei. Als habe es ihr eine Botschaft vornweg gesendet. Manche Frauen wissen über ihre Träume, welchen Namen sie dem Kind geben werden und ob es ein Junge oder Mädchen ist. Es ist oft erstaunlich, wie real und klar manche Träume sind. Nicht immer ist die Botschaft, die Information für die Träumende unmittelbar verständlich. Mancher Traum erschließt sich erst im Laufe der Zeit.

Dass Väter von ihren Kindern träumen, erzählen sie nur, wenn sie sich vertrauensvoll aufgehoben fühlen. Ich bin davon überzeugt, dass auch sie sehr häufig auf diese Art in Kontakt mit ihrem Kind kommen. Im Traum ist übrigens alles möglich, auch, sich als Mann mit einem Kind im Bauch schwanger zu fühlen!

Ich fühle dich, wenn ich ganz vorsichtig meine Hand auf meine Gebärmutter lege

Berührung ist für viele Menschen wunderschön. Egal ob wir uns selbst berühren oder von anderen berührt werden. Die Berührung der Gebärmutter durch die Bauchdecke hindurch ist etwas ganz Besonderes. Sie gelingt besonders gut, wenn wir unsere oder die Hand des Vaters so sanft auf die Gebärmutter legen, als ob wir eine Schneedecke berühren, ohne dabei einen Abdruck zu hinterlassen. Dann wird die Wärme, die von der Hand ausgeht, sich tief nach innen ausbreiten. Genau wie nach einiger Zeit ein Wärmeabdruck der Hand im Schnee sichtbar würde.

Der Kontakt mit der Gebärmutter stärkt das Gefühl von Nähe und Vertrauen. Man begegnet damit dem Kind in seinem eigenen Raum, in der inneren Mutter, in der Gebärmutter! Es ist die Gebärmutter, die als autonomer Muskel später die Geburt gemeinsam mit der Mutter vollbringt. Es ist ein großes Glück, wenn wir Frauen eine gute Beziehung zu diesem grandiosen Organ haben. Ich liebe den Namen »Gebärmutter« mit ihrem Gebärmutterhals und dem Muttermund. Sogar diese Namen drücken Nähe und Vertrautheit aus.

Mit einiger Übung sind schon sehr zeitig die reflektorischen Bewegungen des Kindes zu erspüren. Manchmal kuschelt sich das Kind in die warme Hand, manchmal schwimmt es hin und her, und es gibt sich offensichtlich Mühe, in Kontakt zu kommen. Während einer mit Bewusstheit ausgeführten Berührung ist das Kind mit großer Präsenz da: Das kann am Anfang ca. 10 Minuten dauern. Danach scheint es ruhiger zu werden und es lässt sich weit auf den Grund der Gebärmutter nach unten sinken. Die Wärme der Hand breitet sich nun weiter aus und ist weit in dem heiligen Raum des Kindes zu spüren. In ein paar Wochen kann das Kind viel länger in Kontakt kommen und es fühlt sich wie »miteinander spielen« an. Frauen haben dabei oft Tränen des Glücks in den Augen. Sie sagen, sie hätten das Kind wie einen kleinen Energieball spüren können, sie bemerken die Unruhe unter ihrer Hand.

Auch Vätern gelingt die Kontaktaufnahme zu ihrem Kind über diese sanfte Berührung sehr leicht.

Sie konzentrieren sich einfach auf ihre Hand und manche stellen sich vor, sie hätten viele kleine LED-Birnen daran, die nun zum Kind leuchten. Sie schalten ihre »Handlampe« an.

Auch Hebammen ist das Glück vergönnt, die kleinen Kinder in sehr frühen Schwangerschaftswochen zu erleben. Das macht eine U-top Untersuchung mit lauter Doppler-Energie unwichtig. Wer sich bewegt, hat Herztöne. Ganz einfach. Und wer mehr wissen möchte in der frühen Schwangerschaft, sollte den energieärmeren Ultraschall nutzen.

Die Stelle, an der die Kleinen gespürt werden können, ist in der 7. Schwangerschaftswoche drei Querfinger über dem Symphysenknochen. Mit jeder Woche wächst die Gebärmutter etwas höher und breiter, sodass sie in der 24. Schwangerschaftswoche den Nabel erreicht hat. Für die Begegnung steht dann damit der ganze Raum vom Nabel bis zur Symphyse zur Verfügung.

Ich bewege mich für dich

Kindern im Bauch Bewegung und damit Schwingung zu schenken ist etwas sehr Schönes. Wie anmutig sieht eine schwangere Frau im Yoga aus oder wenn sie mit Leichtigkeit schwimmt. Die Strömung des

Wassers und die Bewegung setzen sich bis zum Kind im Bauch fort. Der tägliche Spaziergang bei Wind und Wetter ist übrigens leichter zu machen, wenn Sie ihn mit dem und für das Kind tun! Ein schöneres Ritual ist es auch, zusammen mit dem Vater zu gehen und die Neuigkeiten des Tages mit ihm auszutauschen. Zu dritt läuft es sich leichter. Tänze sind für das Kind besonders schön. Die Musik nimmt das Kind über die Lanugo-Haare an seinem Körper auf, noch bevor es ab der 24. Schwangerschaftswoche richtig hören kann. Die Schwingungen des Beckens trainieren seine Gleichgewichtszentren im Gehirn, die seit der 11. Woche voll ausgebildet sind und nun nur noch geübt werden möchten. Und die Glückshormone, welche die Mutter beim Tanzen ausschüttet, kommen auch beim Kind an. Aus der Epigenetik ist bekannt, dass die Umwelt die An-/Abschaltung von Genen beeinflussen kann. Eine positive und glückliche Mutter überträgt damit viel Glück auf ihr ungeborenes Kind. »Ich tanze für dich«, ist nicht nur angenehm für die Schwangere, es ist auch gut für das Kind und hilfreich für die Schwangerschaft und die Geburt.

Ich singe für dich

Wo immer Sie können, singen und summen Sie für Ihr Kind. Die Stimme bringt den ganzen Körper in Schwingung. Manche Mütter erzählen, dass sie jetzt schon die Lieblingslieder ihres Kindes kennen. So wie die Kinder die Stimme ihrer Mutter nach der Geburt wiedererkennen werden. Die Stimme der Mutter ist den Kindern schon im Bauch vertraut!

Kinderlieder aus aller Welt umfassen alle einen engen kleinen Tonumfang. Sie erinnern an Wiegenlieder, die Kinder später in ihren Schlaf begleiten. Es ist eine schöne Tradition, dem Kind im Bauch Schlaflieder vorzusingen. Genauso ist es schön, gemeinsam mit anderen zu singen. Wie viele Kinder haben im Bauch um die Adventszeit die Weihnachtskantate von ihrer Mutter erlernt und haben so eine gute Beziehung zu dieser Musik! Gibt es bei Ihnen noch Hausmusik? Das ist eine schöne Vorstellung: Die Gitarre liegt vor dem Bauch und die Resonanz des Gitarrenkörpers setzt sich fort bis in die Gebärmutterhöhle. Und zusätzlich dazu bringt die Stimme der Mutter das Fruchtwasser mit zum Schwingen.

Singen ist übrigens eine sehr effektive Geburtsvorbereitung. Die Bindung über Melodien, das Besingen des Augenblicks, sich »hindurchsingen« bergen wundervolle Kräfte. In vielen Kulturen gibt es Geburtslieder. »Ich singe für dich dein Lied, das ich in mir höre. So wirst du mir über diese Melodie immer vertrauter.«

Die Stimme des Vaters ist auf andere Art wärmend, umhüllend. Häufig berichten Frauen davon, dass die Kinder reagieren, wenn der Vater anruft: Als ob sie schon im Bauch mit ihm telefonieren möchten! Sie verhalten sich besonders munter, wenn *er* anruft. Oder sie hüpfen im Bauch, wenn sie seine Stimme hören, wenn er nach Hause kommt und sich mit dem Begrüßungsruf meldet. Übrigens: Auch Väter singen gern. Sie haben ihre eigenen Lieder. Wie geborgen muss sich ein Kind fühlen, wenn beide gemeinsam singen! Schenken Sie Ihrem Kind dieses Glück.

Ich denke an dich und erzähle dir von meinem Tag

Das Kind nimmt, egal in welcher Schwangerschaftswoche, Anteil an dem, was draußen geschieht. Auch dann, wenn nicht immer alles voller Sonnenschein ist. Da gibt es Ärger und Sorgen, der Mann verliert die Arbeitsstelle, der Umzug klappt nicht reibungslos, die Schwiegermutter will für länger kommen oder die Großmutter wird sterbenskrank. Dann gehen der Frau viele Sorgen und schwere Gedanken durch den Kopf. Manchmal steckt ihr von den Tagesereignissen noch der »Schreck in den Gliedern«. Es gibt Sprichwörter, die diese schweren Zeiten beschreiben: »Unter jedem Dach ein Ach«, »Du weißt nicht, wie schwer die Last ist, die du nicht trägst«. »Einer kommt, einer geht«. Das Leben ist nun einmal nicht planbar.

Dem Kind davon zu erzählen und ihm die Sicherheit zu geben, dass Mutter und Vater die Probleme klären und dass sie nichts mit *ihm* zu tun haben, ist ein gutes abendliches Ritual. Es verstärkt die gemeinsame Bindung. »Wir schaffen das, wir sorgen für dich.« Das gilt auch für den Vater. Wenn er sich seinem Kind zuwendet, so, als ob es schon »draußen« wäre und alles mit ihm bespricht, bringt das eine große Sicherheit für das Kind. Es ist immer so schön, die stolzen Augen des Vaters zu sehen, wenn er sagt: »Das habe ich ihm alles schon erklärt. Ich kümmere mich darum.«

Schwere Zeiten, in denen die Familie mit Verlust oder Unsicherheit umgehen muss, haben oft ängstliche Gefühle im Rucksack. Manchmal ist die Angst vor der Angst die größte Angst. Es ist wichtig, auch diesen Ängsten einen Raum geben und sie nicht zu verdrängen. Wenn man genauer hinschaut, dann offenbaren sich hinter diesen Ängsten nämlich oft andere Gefühle, die Aufmerksamkeit und Akzeptanz brauchen, wie zum Beispiel Trauer oder Wut. Und wenn man diese Gefühle ernst nimmt und sich traut, noch einen Schritt weiterzugehen, dann landet man immer bei Liebesgefühlen. Denken Sie daran: Sich die eigene Angst ansehen lässt Kräfte frei werden, die Sie sonst benötigt hätten, um Ihre Angst zu zähmen.

Ich habe dich mit meinem Herzen verbunden

Das erste Mal im Ultraschallbild das kleine Herz so schnell schlagen zu sehen ist trotz aller kritischer Aspekte, die zum Ultraschall gehören, ein wunderschöner Augenblick. Viele Eltern möchten einfach nicht mehr wegsehen. Bindung entsteht.

Die Kunst besteht nun darin, dieses Bild da draußen mit einem inneren Bild zu verbinden. Vielen Frauen hilft es sehr, wenn sie sich ein schönes, vielleicht goldenes Band von ihrem Herzen zu dem Herzen ihres Kindes vorstellen. Dieses Band wird immer stärker, länger, flexibler. Es ist ein Liebesband – für immer. Es stärkt auch die Mutter: Sie kann nun leichter beherzte Entscheidungen für beide treffen. Sie kann fühlen, was dem Kind auf dem Herzen liegt oder wovon vielleicht beiden das Herz schmerzt. Sie kann ihm ihr Herzlicht schicken. Mit so einer Herzensverbindung lassen sich manche Umstände, mit denen die Mutter in der Zeit der Schwangerschaft konfrontiert ist, ruhiger und besonnener aufnehmen. Mit so einem Herzensband können Frauen die Kraft der Löwin in sich spüren, die immer ihr Kind verteidigen wird. Es ist ihr eben ans Herz gewachsen.

Ich möchte dich kennenlernen

Wie groß die Neugierde, die Sehnsucht, die Vorfreude auf dich sind! Wer bist du? Wie wirst du aussehen? Was bringst du mit an Talenten und Begabungen?

In der 20. Schwangerschaftswoche ist »Halbzeit«. Manche Eltern feiern ein Bergfest: Der Rückblick und die Archivierung wichtiger Momente sind emotional sehr bewegend. Spätestens jetzt lohnen sich Fotos vom Bauch der Mutter. Manche Eltern verfassen Wünsche und kleine Briefe. Stellen Sie sich vor, wie besonders es ist, wenn das Kind später in dem Wunschkästchen seiner Mutter stöbern kann.

Viele Frauen wissen inzwischen, welches Geschlecht ihr Kind haben wird, die Namenssuche beginnt und mit ihr die Identifikation mit diesen Namen. Jeder Name hat einen besonderen Klang, eine Bedeutung, eine Schwingung. Manchmal wird ein Elternpaar ganz unglücklich, weil sie sich nicht einigen können. Am liebsten möchten sie das Kind selbst entscheiden lassen. Geht das? Manchen Eltern gelingt es. Lassen Sie sich etwas einfallen, wie Sie Ihr Kind mit einbeziehen möchten.

Ich stelle dir deinen Vater, deine Geschwister, deine Familie vor

Der Augenblick, in dem die Frau ihr inneres Wissen an ausgewählte Vertraute um sich herum weitergibt, zählt zu den schönsten Augenblicken. »Wie wird mein Liebster reagieren? Was sagen meine Mutter, meine Schwiegermutter dazu? Sträubt sich jemand dagegen? Kann ich sie anstecken mit meiner Freude?«

Es ist berührend, mitzuerleben, wie manche schwangere Frauen es schaffen, die Väter und Großeltern bei der Kontaktaufnahme mit dem Kind zu unterstützen: Die Hand des Großvaters wird einfach auf den Bauch gelegt und dieser, etwas unbeholfen, freut sich auf seine Art. Früher war alles anders. Da waren die Kinder erst richtige Kinder, wenn sie geboren waren, und selbst dann waren die Eltern der Meinung, dass sie noch nicht teilhaben können, da Babys – wie man früher dachte – ja nichts sehen, wenig hören und nichts sagen können.

Manche größeren Geschwister wissen schon intuitiv, dass die Mutter das gewünschte Geschwisterchen im Bauch hat. Und sie stellen Fragen in diese Richtung: »Ist mein Baby nun schon da? Wann kommt es raus, damit ich mit ihm spielen kann?« Geschwisterfreude ist wunderschön.

Das erste große Familienfest ist für ein Kind im Bauch sicher eine Herausforderung und eine riesige Datenflut. Wen das Kind da alles kennenlernt! Je nach Typ und Ressourcen wird das Kind darauf reagieren. Das eine schläft vielleicht die ganze Zeit und zieht sich auf diese Art zurück und das andere kann nicht genug bekommen von den vielen Händen, die es berühren wollen. Nach so einem Ereignis muss man damit rechnen, dass das Kind Zeit und Raum braucht, das Neue in der folgenden Nacht und am nächsten Tag zu verarbeiten.

Ich übernehme Verantwortung für dich

Entscheidungen für andere zu treffen will gelernt sein. Die erste Entscheidung, nämlich das Kind willkommen zu heißen, ist nun schon gefallen. Herzlichen Glückwunsch. Aber nun geht es weiter. Welche Tests, welche Kontrollen möchte ich in der Schwangerschaft für mich, für dich und an dir durchführen lassen? Welche Betreuung ist die richtige, wie sieht meine Freundin das? Und wenn ich etwas anderes fühle, als alle sagen und tun?

Manche Pränatalpsychologen sagen, dass die Kinder sich die Eltern aussuchen. Das empfinde ich als eine Art Elternausweis. Durch den kann ich so entscheiden, wie ich es momentan für richtig halte. Es kann natürlich durchaus so sein, dass ich dem Kind manche Entscheidung später erklären muss, da es vielleicht eine andere Meinung dazu hat.

Verantwortung übernehmen ist sehr persönlich. Manche Frau braucht noch eine Woche länger, um mit dem Rauchen vollkommen aufzuhören. Eine andere geht eine Woche länger arbeiten als nötig, weil ihr sonst die Decke auf den Kopf fällt. Oder sie will unbedingt noch auf dieses tolle Konzert, obwohl es da laut ist. Sie steigt mit dem Kind im Bauch dann doch noch auf einen hohen Berg, um sich zu beweisen, dass Schwangerschaft keine Krankheit ist. Manche Frau trennt sich von ihrem Partner, obwohl sie weiß, dass das Kind im Bauch sich einen nahen Vater wünscht. Die Flugzeugreise, der Urlaub – all das will verantwortlich entschieden sein.

Auch Väter spüren die neue Verantwortung für jemanden, der noch nicht bei ihnen ist. Das ist oft gar nicht so einfach. Männer haben es oft leichter, wenn sie ihr Kind sehen und nun genau wissen, für wen sie die Entscheidungen treffen.

Ich visualisiere deinen Raum

Visualisierung kann eine enorme Kraftquelle sein. Jeder Sportler nutzt sie, um sich auf den Sieg vorzubereiten. Wenn das innere Bild nicht klar vorstellbar ist, nützt oft das ganze körperliche Training nichts. Vielleicht ist das auch etwas für Sie: Schließen Sie einfach mal Ihre »offiziellen« Augen und öffnen Sie die inneren!

Stellen Sie sich Ihre Gebärmutter als einen Luftballon vor: Legen Sie Ihre Hände nun auf die Gebärmutter obenauf und nehmen Sie wahr, welche Farbe unter Ihren Händen entsteht. Gefällt Ihnen, was sich zeigt? Rücken Sie dann Stück für Stück die Gebärmutter weiter nach unten in Richtung Symphysenknochen. Dahinter verbirgt sich der Nippel des Luftballons, also Ihr Muttermund. Welche Farbe hat er? Können Sie Kontakt mit ihm aufnehmen? Gestalten Sie Ihre Gebärmutter in den schönsten Farben und feinsten Formen. Sie dürfen das, es ist ja Ihre Gebärmutter. Ihre Hände können das!

Genauso können Sie den inneren Raum der Gebärmutter visualisieren und mitgestalten. Manche Frau veredelt das Fruchtwasser mit kleinen Glitzersternen, die mit dem Kind herumschwimmen, oder sie schenkt dem Kind Herzen hinein. Oft gefällt den Frauen so sehr, was sich da unter ihren Händen zeigt, dass sie diese schöne Gebärmutter nachmalen. Immer und immer wieder. Auf diese Weise zeigt sich das Kind im Inneren. Damit kommt ins Bewusstsein, wie das Kind heranwächst, immer größer wird, wie es seine Lage verändert, wo es sich am liebsten aufhält, welche Fähigkeiten es schon hat. Sein

Kind im Inneren zu malen schafft eine starke Beziehung. Die Kraft der Visualisierung hilft bei der Vorbereitung auf die Geburt sowie bei der Geburt selbst.

Auch Väter können unter ihren Händen Bilder sehen. Manche Väter vergleichen die Gebärmutterhöhle mit einem Zelt. Sie bekommen eine Vorstellung davon, wie ihr Kind darin lebt. Manchmal empfinden sie diese Lebenshöhle als ein kleines, enges Bergzelt, fest verspannt in den Halteseilen. Sie können wahrnehmen, dass sich die Gespanntheit der Gebärmutterwand, der Zeltwand, schmerzhaft anfühlt. Sie berühren dieses Zuhause ihres Kindes nun vorsichtig, respektvoll, entspannend. Oder sie haben das Empfinden, dass ihr Kind ein großes »4-Mann-Zelt« für sich allein hat: Die Halteleinen sind locker gespannt, das Zeltdach beweglich und flexibel. Sie bekommen das Gefühl, mit ihrem Kind darin spielen zu können, es einzuladen, die Zeltseiten zu wechseln. Sie geben Impulse hinein und bekommen Impulse zurück. Sie küssen den Bauch, und das Gefühl, dass ihr Kind nach außen küsst, erreicht sie oft in ihrem Herzen. Aber darüber spricht »man« nicht so laut. Dies ist eben eine Herzensangelegenheit.

Ich spüre, du gehst in Beziehung mit mir

Einer der schönsten Augenblicke ist es, wenn das Kind von sich aus in Kontakt mit seinen Eltern tritt. Ein Teil seiner Persönlichkeit wird dabei erfahrbar. Zum Beispiel, ob dieser kleine Mensch sanft oder energisch, schreckhaft oder eher die Ruhe selbst ist. Frauen nehmen gern spontan die Gesprächseinladung des Kindes an. Denn es gibt von beiden Seiten so viele Fragen an das Leben selbst, dass gemeinsam darüber nachspüren und -denken feste Familienbande knüpft. Das Gefühl, dass dieses Kind gern im Bauch heranwächst, ist eine sehr glücklich machende Erkenntnis.

Ich liebe dich

Es gibt viele Wege, jemandem seine Liebe mitzuteilen, sie ihm gegenüber auszudrücken. Schwangere Frauen ziehen oft extra schöne Farben für den Bauch an – damit das Baby sich wohlfühlt – oder sie verzichten dem Kind zuliebe auf den »Tatort«, wo oft im Minutentakt gestorben wird. Angstbesetzte Filme und Kriminalromane überlassen sie lieber den nicht schwangeren Frauen. Sie überdenken ihre Gewohnheiten. Wilder Sport ist für die anderen gut. Sie interessieren sich für ganz neue Dinge, und manche Sachen geraten in den Hintergrund. »Ich hätte nie gedacht, dass ich mal anfange zu stricken«, diesen Satz höre ich oft. Es berührt sehr, miterleben zu können, wie vielfältig die Ausdrucksformen der Liebe sind. Liebe macht erfinderisch. Liebe setzt Potenzial frei. Mütter sind sehr kreativ in ihrer Liebe. Seine Schwangerschaftstage stressarm zu gestalten ist ein großer Liebesbeweis, wenn es sich noch dazu um eine selbstständig oder freiberuflich tätige Frau handelt. »Ich liebe dich, mein Kind« ist ein Grundgefühl, das immer mehr Gewissheit und Raum bekommt.

Väter fühlen ihre Liebe zu diesem neuen Menschen auf »Vaterart«. Und beides wird das Kind genießen, annehmen und als Urvertrauen in sich aufnehmen: »Ich bin vollkommen richtig so, wie ich bin.«

In Beziehung zu gehen heißt,

- sich zu öffnen: für das eigene neue Leben, für die Veränderungen im Körper, für meinen Partner und für mein Kind.
- die Hoffnung immer mehr zuzulassen und jeden Tag wie eine Wundertüte zu öffnen, denn jeder Tag steckt voller Überraschungen.
- manchmal auch irgendwie traurig zu sein, doch diese Traurigkeit macht keine zusätzliche Angst.
- jeden Schritt zu genießen, denn alles ist gut so, wie es ist. Alles ist der Weg. »Ich bin auf dem Weg.«

Fünfzehn

Wir sind ein Paar – wir werden Eltern

Ingeborg Weser

Um gleich mit der Tür ins Haus zu fallen: Forschungen zeigen, dass die Zufriedenheit der Partner mit ihrer Liebesbeziehung in den ersten drei Jahren nach der Geburt eines Kindes rapide abnimmt. Es betrifft 67 % aller Paare – mit einem dramatischen Höhepunkt im ersten Lebensjahr des Kindes. Es gilt übrigens absolut nicht nur für Eltern, für die die Schwangerschaft konfliktvoll war, auch Paare, für die das Kind im richtigen Moment kommt, sind genauso betroffen.

Wie passt das zusammen mit der Freude auf das Kind, mit dem Kinderwunsch, den viele Paare bis ins Innerste fühlen, und mit dem Glück, das sie erleben, wenn das Kleine endlich da ist? Beide Realitäten stimmen: Es ist für viele Paare äußerst beglückend, ein Kind zu bekommen, und sie haben von ganzem Herzen die Absicht, alles zu tun, um diesem Kind lebenslang ein gutes Zuhause zu bieten. Auf der anderen Seite ist es eine Tatsache, dass das Leben mit einem Baby mit viel Anstrengung, ganz neuen, hochemotionalen Erfahrungen und vielen Veränderungen im Leben der Partner verbunden ist.

In diesem Buch haben Sie schon viel darüber gelesen, wie sich die Schwangerschaft auf die Schwangere und ihren Partner auswirkt: Sie beeinflusst ihre Identität, verschiebt Rollen, konfrontiert sie mit Bildern, die beide über ein Kind und das Zusammenleben mit ihm haben, verändert oft auch ganz konkret die Lebensumstände. Alles wird anders, jeder wird ein bisschen anders. Die innere und äußere Welt kommen in Bewegung und brauchen Zeit und Aufmerksamkeit, um wieder ins Lot zu kommen.

In diesem Kapitel schauen wir uns die Folgen der Elternschaft für Ihre Paarbeziehung an. Und natürlich, wie Sie Ihre Partnerschaft durch das Auf und Ab der ersten Jahre mit Ihrem Kind lotsen und zu den 33 % der Paare gehören können, die ihre Liebe dabei erhalten und vielleicht sogar verstärken.

Wir zwei – noch ohne Kind

Die Partnerschaft vor dem ersten Kind ist meistens gekennzeichnet durch Jahre intensiven Zusammenseins, Einanderkennenlernens, einer lebendigen Sexualität. Sie sind verliebt! Es gibt viel miteinander zu besprechen, Sie bekommen nicht genug davon, beieinander zu sein, einander zu berühren, Liebe zu machen. Irgendwann ist es deutlich: Wir wollen beieinanderbleiben. Sie sind bereit, sich an diesen Menschen zu binden, und sehen eine positive Zukunft vor sich. Vielleicht ziehen Sie zusammen oder heiraten – auf jeden Fall wird es »ernst«. Aus Verliebtheit wird Liebe. Sie spüren: Dieser Mensch mag mich wirklich, ich kann bei ihr oder ihm so sein, wie ich bin. Sie beide fühlen sich emotional sicher. Das Band zwischen Ihnen fühlt sich stabil und stark an.

Diese Beschreibung ist sicher vereinfacht, auf jeden Fall gilt sie nicht für alle Fälle. Menschen, Paare und ihre Lebensumstände sind natürlich immer anders. So gibt es auch hetero- und homosexuelle Eltern, lesbische Eltern, nichtbiologische Eltern, Patchworkfamilien etc. Hoffentlich gelingt es Ihnen trotzdem, die folgenden Ausführungen zu nutzen und sie auf Ihre persönliche Situation zu übersetzen.

Wir zwei – mit Kind

Ein Kind macht aus einer Zweierbeziehung eine Dreierbeziehung. Die Art und Weise, wie Sie Ihre Zweierbeziehung gestaltet haben, funktioniert auf jeden Fall nicht mehr. Da gibt es jemanden, der viel Zeit und viel Raum braucht. Ein Kind ist abhängig und verletzlich, es braucht sehr viel Fürsorge, Energie und steht auf einmal im Zentrum der Aufmerksamkeit. Ein Baby haben bedeutet wenig Schlaf, allzeit bereit zu sein, die eigenen Bedürfnisse zurückzustellen. Der ganze Tag organisiert sich um den Rhythmus des Kindes. Vieles, was früher im Haushalt einfach und selbstverständlich war, bleibt liegen. Oft reagieren Männer und Frauen unterschiedlich auf das Baby. Meistens fokussiert sich die Mutter intensiv auf die Versorgung des Kindes. Sie ist erst einmal ganz und gar »Mutter«. Auch wenn heutzutage viele Frauen erwerbstätig sind, ist es doch noch immer üblich, dass die Mutter – zumindest am Anfang – die meisten Betreuungsaufgaben übernimmt. Oft mit der Folge, dass ihre Mutterschaft gefühlsmäßig »nie aufhört« und es nicht verwunderlich ist, wenn sie sich bald heillos überfordert fühlt. Viele Männer sind durch die Vaterschaft besonders motiviert, für das finanzielle Wohlbefinden der Familie zu sorgen. Sie stürzen sich in die Arbeit und die Karriere. Gleichzeitig wünschen sich heutzutage immer mehr junge Väter ein emotionales Band mit ihrem Kind. Manchmal sind sie enttäuscht, weil das Kind anfangs so stark auf die Mutter reagiert. Es kann sein, dass sich der Partner, der weniger Zeit mit dem Kind verbringt, außen vor fühlt. Der früher so selbstverständliche Kontakt zwischen den Partnern mit Freiräumen zum Ausgehen, Sichausruhen, in Ruhe miteinander zu sprechen und Zeit für Sex zu haben, verringert sich dramatisch.

Die Liebesbeziehung unter Druck

Was passiert mit einem Paar, das in Stress gerät? Das emotionale Band zwischen beiden wird dünner. Wenn die Stabilität des Liebesbandes früher auf einer Skala von 1–10 mindestens eine 8 war, schwankt sie jetzt zwischen 5–7. Sandra und Paul sind so ein Paar. Sie lieben sich eigentlich, sie sind eigentlich auch sehr glücklich mit ihrem kleinen Lars, aber irgendwie stapeln sich die Missverständnisse und die Unzufriedenheit auf. Sie fangen an zu streiten und damit wird alles nur noch schlimmer. Sandra findet, dass Paul zu wenig zum Haushalt beiträgt. Wenn er abends nach Hause kommt, will sie ihm Lars am liebsten in den Arm drücken, sie ist ja den ganzen Tag mit ihm beschäftigt. Sie findet es unglaublich, dass Paul darauf besteht, abends zum Sport zu gehen. Ist ihm alles egal? Wo ist seine Einfühlsamkeit geblieben? Paul arbeitet viel und ist müde. Wenn er in Sandras vorwurfsvolle Augen guckt, fühlt er sich schlecht. Ein Teil von ihm möchte am liebsten nicht nach Hause kommen. Er versteht seine eigene Welt nicht mehr. Er liebt Sandra doch und auch den kleinen Lars! Aber irgendwie erlebt er die beiden wie eine Einheit. Und er hat da eigentlich keinen Platz. Ist er nur gut genug, das Geld nach Hause zu bringen und sich um den Haushalt zu kümmern? Sandra verweigert sich auch im Bett. Sie sagt ihm, dass sie müde sei und keine Lust habe. Er versteht das nicht. Warum ist sie so anders als früher?

Hilfe! Was jetzt?

Die Dynamik von Paaren ist natürlich eine komplexe Angelegenheit. Wie Paare ihre Liebe erhalten und schwierige Situationen meistern – und da gehören Übergangssituationen wie der Anfang der Elternschaft sicher dazu –, ist Gegenstand vieler Forschungen. Im Rahmen dieses Kapitels kann das Thema nur praktisch, kurz und bündig besprochen werden. Dabei beziehe ich mich unter anderem auf die Ausführungen von John und Julie Schwartz Gottman und die von Susan Johnson.[1]

1. *Lösen Sie Ihre Konflikte*

Meinungsverschiedenheiten, Unzufriedenheit und Streitigkeiten sind ganz normal in Beziehungen. Sie sind nicht zu vermeiden. Wenn die Partner in der Lage sind, sie so zu reparieren, dass sie zu mehr Verständnis führen, dann ist ja alles in Ordnung. Nur leider passiert oft das Gegenteil: Es kommt zu noch mehr Streit mit immer höherer emotionaler Ladung, die Anlässe werden immer geringfügiger, die inneren Bilder über den anderen immer negativer. Oder es kommt zu immer mehr Distanz. Die Partner ziehen sich emotional zurück, resignieren, suchen ihr Heil in Aktivitäten ohne den Anderen, sprechen nicht mehr miteinander, Friedhofsruhe tritt ein.

Nicht immer, aber sehr oft, sind es vor allem Männer, die in Zeiten eines dünnen Bandes zwischen den Partnern die Rolle des »Rückzüglers« einnehmen. Paul beschreibt das so: »Immer wenn Sandra sauer auf mich ist, komme ich irgendwie in Stress. Ich kann das nicht ertragen, vor allem wenn sie mir Vorwürfe macht und mich kritisiert. Ich fange dann erst an, mich zu rechtfertigen: ›Kriegst du eigentlich gar nicht mit, was ich hier alles für dich mache?‹ und dann sage ich ihr, dass sie völlig übertrieben emotional reagiert. Irgendwann reicht es mir dann und dann gehe ich weg. Ich gucke dann Fernsehen oder gehe joggen. Innerlich bin ich dann die ganze Zeit damit beschäftigt, was ich machen soll.« Von außen sieht es so aus, als ob Paul die Ruhe selbst ist. Das ist es auch, was Sandra denkt. Sie fragt sich, wie er so kühl sein kann. Objektiv gesehen, ist er allerdings alles andere

1 Gottman, Schwartz-Gottman 2007, Johnson 2014

als kühl. Untersuchungen zeigen, dass Männer in diesem Zustand in höchstem Stress sind. Der emotionale Rückzug ist eigentlich ein Versuch, sich zu regulieren und vor den Angriffen der Frau zu schützen.

Sandra reagiert, wie viele Frauen, mit einem anderen Reaktionsmuster auf das dünne Band zwischen ihr und ihrem Mann. Sie übernimmt die Rolle des »Anklägers«. Sie erzählt: »Wenn Paul so distanziert ist und von oben herab mit mir spricht, dann ist das für mich wie ein rotes Tuch. Dann werde ich echt sauer. Ich kann dann gar nicht mehr aufhören, auf ihn einzureden. Dann mache ich ihm Vorwürfe (›Dich interessiert scheinbar gar nicht, wie es mir geht‹), gebe ihm Stiche unter die Gürtellinie (›Das hätte ich echt nicht gedacht, dass du so gefühllos bist‹) und sage ihm, dass *er* das Problem ist (›Wenn du nicht ständig dein eigenes Ding machen würdest, dann brauchte ich auch nicht sauer zu werden‹).« Auch Sandra ist im Stress. Sie wundert sich über sich selbst. So giftig ist sie doch sonst gar nicht! Wenn man genauer hinschaut wird deutlich, dass der »Ankläger« eigentlich in höchster Not versucht, zu ihrem Partner durchzudringen. Eigentlich will sie wieder echten Kontakt mit Paul. Sie tut das allerdings auf eine Art und Weise, die von Wut und Kritik durchsetzt ist. Die Tragik ist, dass sie ihn damit nicht erreicht.

Beide Partner sind gefangen in einem kalten Dialog, einem Dialog, der das Band zwischen ihnen nur noch dünner macht. Keiner von beiden will das, aber keiner kennt den Weg aus der Spirale nach unten. Hilfreich wäre es, wenn sie verstünden, dass sie beide zu diesem Konflikt beitragen. Dass sie in einer Dynamik verstrickt sind und da nur herauskommen, wenn sie beide bereit sind, sich ihren Anteil daran anzusehen. Es ist auch wichtig, zu verstehen, dass diese Dynamik mit heftigen Gefühlen einhergeht. Viele Menschen denken, dass »Konflikte lösen« etwas Rationales ist: Man sollte darüber in Ruhe und auf erwachsene Art sprechen, über die verschiedenen Bedürfnisse verhandeln, sich einigen oder Kompromisse machen. Leider funktioniert das nicht, wenn die emotionale Ladung im Gespräch hoch ist. Dann geht es eigentlich nicht um den Inhalt des Gesprächs, sondern um die Emotionen, die sich dahinter verbergen.

Die »echte« Lösung ist, wenn die Partner es schaffen, über die Gefühle zu sprechen, die durch das Verhalten des Partners oder die Situation in ihnen ausgelöst werden. Dabei sind nicht die Gefühle von Ärger gemeint, die sind meistens nicht besonders verborgen. Es geht um die weicheren Gefühle dahinter. Mal sehen, was Sandra darüber zu Paul sagt: »Wenn du mir so abweisend vorkommst, dann fühle ich mich eigentlich richtig verzweifelt. Ich fühle mich dann allein und ziemlich einsam. Ich habe dann Angst, dass du mich eigentlich nicht mehr magst. Das ist schrecklich für mich. Ich brauche dich so. Gerade jetzt, mit Lars. Ich fühle mich durch die Situation manchmal überfordert. Und dann denke ich, dass ich vielleicht keine gute Mutter bin, und dann komme ich noch mehr in Stress. Es passiert so wahnsinnig viel in mir. Bitte nimm mich in den Arm, wenn ich mich so fühle. Dann fühle ich wieder das Band zu dir und dann ist alles gut.« Die Wahrscheinlichkeit ist groß, dass Paul gerne auf ihre Bitte eingeht. Sandra spricht nämlich über sich und ihre emotionale Befindlichkeit, sie zeigt ihm ihre weiche, verletzliche Seite. Dann ist es für ihn viel leichter, sich zu öffnen und auch weich zu werden.

Jetzt spricht Paul über seine tieferen Gefühle: »Wenn du ärgerlich auf mich bist, triffst du einen schmerzhaften Punkt bei mir. Ich muss sofort an meine Mutter denken. Wenn sie ärgerlich auf mich war, hat sie auf mich eingeschrien. Das war unerträglich für mich, ich fühlte mich total falsch. Auch wenn du ärgerlich bist, fühle ich mich eigentlich gleich schuldig. Ich denke dann, dass ich in deinen Augen versage, dass ich dir kein guter Mann und Lars kein guter Vater bin. Ich sehe auch, wie nah ihr euch seid. Ich fühle mich dann irgendwie unwichtig. Ich habe nichts zu melden. Ich finde es gar nicht so einfach, dir das zu sagen. Irgendwie ist es einfacher, dichtzumachen und das alles zu vergessen. Das Schlimmste wäre, wenn du mich aus Wut verlassen würdest. Was ich eigentlich brauche, ist, dass du mir sagst, dass ich wichtig für dich und Lars bin.« Sandra nimmt seine Hände in ihre und sagt ihm, dass sie gar nicht wusste, dass das alles in ihm vorging, und dass er total wichtig für sie ist. Und dass sie glücklich ist, dass er Lars' Papa ist.

Unser idealtypisches Paar kann über seinen eigenen Schatten springen, kann tiefere, weiche Gefühle wahrnehmen und sich sogar trauen, verletzliche Bedürfnisse zu äußern. Wenn Ihnen das ein wenig fremd vorkommt, ist das verständlich. Beginnen Sie damit, sich darüber klar zu werden, dass Ihre Reaktion verständlich ist, Sie beide gemeinsam ungewollt in einer Dynamik gelandet sind und die Wahrscheinlichkeit groß ist, dass Sie beide da so schnell wie möglich wieder herauswollen. Üben Sie sich darin, Ihre eigene Gefühlswelt kennenzulernen und sie mit Ihrem Partner zu teilen. Wenn Sie Ihre weichen Gefühle anvertrauen, ist die Wahrscheinlichkeit groß, dass Ihr Band sich sehr schnell stabilisiert. Seien Sie sich auch dessen bewusst, dass Sie beide in einer sehr verletzlichen Lebenssituation sind, die das stärkste Band unter Druck setzt: Sie sind dabei, zu lernen, wie Sie Eltern und gleichzeitig Liebespartner sein können. Das ist ein langer Prozess und braucht Geduld.

Noch ein Tipp: Tragen Sie Ihre Konflikte nicht vor dem Baby aus. Es ist zu klein, um das verarbeiten zu können. Wenn Sie es allerdings schaffen, Ihre weichen Gefühle zu teilen, wird Ihr Baby sich entspannen.

2. *Erhalten Sie Ihre Freundschaft*

Die Grundlage einer starken, langfristigen Beziehung ist das Gefühl von Freundschaft: das Gefühl, Interesse füreinander zu haben, die innere Welt des Partners kennenlernen zu wollen, zu wissen, wer der Partner eigentlich ist – und natürlich auch die Bereitschaft, über sich selbst und das, was in einem vorgeht, zu sprechen und sich anzuvertrauen. Beides ist gar nicht so selbstverständlich. In langfristigen Beziehungen denken wir oft, dass wir den Partner gut kennen. Wir vergessen aber, dass jeder Mensch sich im Laufe der Zeit und mit den Lebensumständen weiterentwickelt. Das ist besonders evident in Zeiten von Übergängen, wie dem Beginn der Elternschaft. Denn in diesen Zeiten verändern sich beide Partner besonders stark. Damit Sie einander nicht verlieren, ist es in diesen Lebensphasen besonders wichtig, im Gespräch zu bleiben. Und das schaffen Sie, indem Sie sich wirklich für die Welt Ihres Partners interessieren und Fragen stellen! Und zwar offene Fragen (also Fragen, die nicht mit Ja oder Nein beantwortet werden). Hier ein paar Beispiele: Wie hat sich aus deiner Sicht unsere Beziehung verändert, seit das Kind da ist? Wie fühlst du dich damit, dass du jetzt Mutter/Vater bist? Was könnten wir tun, damit wir mehr Entspannung im Leben haben? Wie stellst du dir unser Leben in zwei Jahren vor? Was war für dich die schönste Zeit in unserer Beziehung? Gibt es etwas, wonach du dich sehnst? Was ist für dich als Mutter/Vater die größte Herausforderung? Was sind die größten Stressfaktoren für dich? Wie kann ich dir ein besserer Partner/eine bessere Partnerin sein?

Fragen stellen bedeutet natürlich auch, dem »Zuhören« Raum zu geben, ausreden zu lassen und ein offenes Ohr für Neues und Unerwartetes zu haben. Heißen Sie Ihren Partner in seinem oder ihrem Anderssein willkommen. Üben Sie sich in Akzeptanz und passen Sie Ihr Bild von Ihrem Partner hier und da ein bisschen an. Einem Paar, das bereit ist, sich immer wieder neu kennenzulernen, wird es nie langweilig. Übrigens zeigen Forschungen, dass das Sexleben von Paaren, die ihre Freundschaft auf diese Art pflegen, lebendiger und befriedigender ist.

3. *Geben Sie einander positive Aufmerksamkeit*

Jede langfristige Beziehung braucht Aufmerksamkeit. Und zwar Aufmerksamkeit, die Ihre emotionale Verbindung stärkt und erhält:

Zeigen Sie Ihrem Partner Ihre Zuneigung, zollen Sie Anerkennung dafür, wie viel er oder sie zu Ihrem Alltag und Zusammenleben beiträgt, äußern Sie Bewunderung und Dankbarkeit. Das heißt auch: Sie richten Ihre Aufmerksamkeit besonders gerne auf das, was in Ihrer Beziehung gut läuft und betonen das Positive. Und: Sie reagieren auf die Kontaktangebote Ihres Partners mit Interesse und Zuwendung. Natürlich gelingt das nicht immer. Das ist auch nicht ausschlaggebend. Es sind nämlich die kleinen, alltäglichen Gesten, die wirkungsvoll sind: eine kleine, freundliche Berührung, ein »Danke, dass du das für mich besorgt hast«, ein »Hat gut geschmeckt!« oder »Schau mal, wie begeistert der Kleine von dir ist!«. Das Grundprinzip ist positive Aufmerksamkeit füreinander. Die Wirkung ist verblüffend: Positive Aufmerksamkeit schafft mehr positive Aufmerksamkeit. Sie baut ein dickes Polster auf, das Schwierigkeiten und Stress abfedern kann. Auch bei Konflikten verlieren Sie dann nicht den Zugang zu positiven Gefühlen für Ihren Partner.

4. Bauen Sie an Ihrem WIR-Gefühl

Gerade für Paare, die die ersten Schritte in die neue Lebensphase »Elternschaft« setzen, ist es wichtig, sich bewusst zu sein, dass sie jetzt eine Familie sind: ein WIR und nicht nur zwei Individuen. Das bedeutet: Sie sind ein Team. Sie arbeiten zusammen, Sie nehmen Rücksicht auf Ihren Partner und Sie sind bereit, Ihre eigenen Bedürfnisse zurückzustellen. Denn es ist Ihnen auch ein Bedürfnis, dass Ihr Partner und Ihr Kind glücklich und zufrieden sind. Dazu kommt: Sie bauen gemeinsam eine Familie. Aus zwei Menschen mit unterschiedlichen Persönlichkeiten, Wünschen und Zielen, verschiedenen Erfahrungen in ihrer Ursprungsfamilie, verschiedenen Traditionen, Normen und Werten, manchmal sogar verschiedenen Kulturen wird eine neue Familie. Schaffen Sie diese neue Familie ganz bewusst: Denken Sie zusammen darüber nach, wie Sie Ihr Kind erziehen, wie Sie die Rollen in

Ihrer Familie verteilen, den Kontakt mit den Eltern, Verwandten und Freunden gestalten, wie Sie Ihre Wohnung einrichten, mit Geld umgehen, Ihre Ferien verbringen und Ihre Feste feiern wollen. Langsam entsteht dann IHRE Familie, Ihre besondere, einzigartige Familie, in der Sie sich wohlfühlen und Ihr Kind sein Zuhause findet.

5. Geben Sie Ihrer Sexualität Aufmerksamkeit

Sex ist für viele junge Elternpaare ein heißes Eisen! Sexuelle Bedürfnisse verändern sich nämlich ziemlich radikal mit der Elternschaft. Besonders für die Frau. Vergessen Sie nicht: Die Frau ist mit der Schwangerschaft und nach der Geburt des Kindes hormonell und emotional vor allem auf die Betreuung des Kindes ausgerichtet. Es liegt in der Natur der Sache, dass dies für die Mutter die größte Priorität hat, denn das Kind ist verletzlich und braucht es, eine Weile ganz im Zentrum der Aufmerksamkeit zu stehen. Das ist nicht immer zu vereinbaren mit leidenschaftlichem Sex und heißen Lustgefühlen. Sandra erzählt: »Seit der Geburt von Lars bin ich total beschäftigt. Im Grunde Tag und Nacht. Wenn ich schlafen will, will ich vor allem schlafen. Ich bin müde. Es wird ein Problem zwischen Paul und mir. Er will Sex und ich sage ›Nein‹. Ich merke, wie mir das einerseits schwerfällt, ich will ihn eigentlich gar nicht zurückweisen, andererseits werde ich immer saurer: ›Er denkt nur an sich und seinen Orgasmus, und wie es mir geht, ist ihm ganz egal.‹ Und manchmal denke ich: ›Eigentlich verstehe ich das Ganze nicht. Unserer Sexleben war früher doch toll und total befriedigend für mich. Ist irgendwas nicht in Ordnung mit mir oder mit unserer Beziehung?‹« Auch Paul fühlt sich im Stress: »Wenn Sandra ›Nein‹ sagt, ist das hart für mich. Ich kann dann nicht denken: ›Na ja, es ist ja klar, dass sie müde ist‹. Ich denke: ›Jetzt, da sie den Kleinen hat, braucht sie mich nicht mehr. Meine Aufgabe ist scheinbar erfüllt.‹ Ich fühle mich abgelehnt, ungewollt, scheinbar bin ich nicht mehr der attraktive Mann, der ich einmal für sie war. Ich bin so enttäuscht. Ich mache zu und ich ziehe mich lieber zurück.«

Für die Mehrheit der Paare gilt: Es besteht ein großer Unterschied zwischen der Häufigkeit und der Befriedigung sexueller Kontakte »vor« und »nach« dem Baby. Männer haben viel öfter Lust auf Sex als junge Mütter. Sie erleben mehr Orgasmen und fühlen sich sexy, die Frauen meistens eher weniger. Diese Unterschiede können die Beziehung ziemlich unter Druck setzen. Wenn sie auch noch zu Missverständnissen und gegenseitigen negativen Zuschreibungen führen, dann kann die Beziehung in eine negative Spirale geraten.

Paare, denen es gelingt, die »Nach-dem-Baby«-Durststrecke zu überbrücken, haben ein paar gute Ratschläge für Sie!

- Akzeptieren Sie, dass die sexuelle Beziehung jetzt anders ist als »vor dem Baby«. Seien Sie sich dessen bewusst, dass diese Veränderung ganz »normal« ist und sicher kein Zeichen sexuelle Probleme oder mangelnder Liebe und Leidenschaft. Interpretieren Sie die sexuelle Flaute als Teil Ihrer Elternschaft und bleiben Sie auch dabei ein Team.
- Organisieren Sie Raum und Zeit für Ihre intime Beziehung. Für die meisten Paare gilt: Eine befriedigende sexuelle Beziehung fördert das Gefühl der emotionalen Verbundenheit und Liebe. Auch in weniger sexuellen Zeiten lohnt es sich, dem intimen Kontakt zwischen Ihnen beiden Aufmerksamkeit zu schenken. Lust braucht – besonders bei Frauen – Zeit und Raum. Die Idee, dass Lust nur dann »richtig« ist, wenn sie spontan da ist, ist alles andere als hilfreich. Organisieren Sie sich Zeiten zu zweit und vertrauen Sie Ihr Baby auch mal einem Babysitter an! Sprechen Sie über Sex und Intimität. Tauschen Sie sich aus über Ihre Wünsche, was Sie anmacht und Ihnen guttut und was nicht. Und wenn es Konflikte bezüglich Sex gibt, stellen Sie Kontakt her und sprechen Sie dabei über Ihre Gefühle.

- Halten Sie sich fest, berühren Sie einander liebevoll! Berührung ist für die meisten Menschen ein Grundbedürfnis. Sie lässt uns entspannen und uns angenommen und geliebt fühlen. Nichtsexuelle Berührungen werden von vielen Paaren »nach dem Baby« als angenehm erlebt. Sie sorgen dafür, dass die körperliche Verbindung erhalten bleibt. Sie sind wie eine erfrischende Brise in Zeiten sexueller Flaute.
- Viele positive Erfahrungen miteinander erhalten Ihre sexuelle Freundschaft! Wie oben schon erwähnt: Kleine Gesten liebevoller Aufmerksamkeit machen, dass auch die Lust aufeinander zunimmt. Falls Sie es noch nicht wussten: Frauen funktionieren im Allgemeinen sexuell mehr wie ein Ofen, der langsam vorgeheizt werden will. Männer eher wie ein Lötkolben, der in kürzester Zeit heiß wird. Ein Tipp für die Männer: Das beste Vorspiel fängt im Alltag an: Seien Sie freundlich zu ihr, machen Sie ihr Komplimente (statt sie daran zu erinnern, dass sie doch wieder abnehmen sollte), nehmen Sie ihr Aufgaben ab, loben Sie ihre mütterlichen Fähigkeiten! Ein Tipp für Frauen: Zeigen Sie und sagen Sie Ihrem Mann, dass er sehr wichtig für Sie ist, dass Sie stolz auf ihn sind und dass Sie ihn sehr attraktiv finden, auch wenn Sie nicht immer Lust auf Sex haben.

6. Geben Sie Raum für warmherzige Vaterschaft

Mütter haben gegenüber Vätern eine Menge Vorteile: Sie haben das Kind in ihrem Bauch getragen, es geboren und sie können stillen. Wenn sie am Anfang der Elternzeit ihrem Mann nicht Raum geben, dann hat er wenig Chancen, eine unbelastete Beziehung zum Kind zu entwickeln. Besonders kompliziert wird es, wenn die Beziehung der Eltern konflikthaft ist und unter Druck steht. Dann wird die Frau die Tendenz haben, den Vater eher auf Abstand zu halten. Der Vater fühlt sich nicht akzeptiert und wird seinerseits die Tendenz haben, sich zurückzuziehen und sein Heil mehr außer Haus zu suchen. Damit beginnt eine bedenkliche Entwicklung, denn der Mann, der sich von seiner Frau zurückzieht, hat erfahrungsgemäß auch die Neigung, sich von seinem Kind zurückzuziehen!

Glücklicherweise wollen Väter heutzutage bei der Versorgung und Betreuung ihrer Kinder einbezogen sein. Das beginnt schon zu Babyzeiten. Warme Vaterschaft von Vätern (oder Vaterfiguren), die feinfühlig sind für die Gefühle und Bedürfnisse ihres Kindes, ist gut für die Beziehung zur Partnerin und wichtig für den Aufbau der Bindung zum Kind. Väter haben einem Baby auch eine Menge zu bieten: Mindestens über ihre Stimme sind sie ihrem Kind schon von der Schwangerschaft her vertraut. Sie sind anders und es ist lustig mit und bei ihnen. Ihr Spiel ist körperlich und auf Berührung ausgerichtet, sie fordern das Kind heraus. Sie bieten dem Kind mehr Möglichkeiten, Dinge auszuprobieren, Mütter dagegen haben eher die Tendenz, Schutz zu bieten und vorsichtiger zu sein. Forschungen zeigen, dass Kinder, die im vierten Lebensjahr einen emotional engagierten Vater hatten, im Alter von acht Jahren mehr soziale Kompetenzen aufwiesen.

7. Freuen Sie sich zusammen über Ihr Kind

Das Glück, zusammen ein Kind auf seinem Lebensweg zu begleiten, verbindet Sie beide in ganz besonderer Weise. Sie gehen nicht nur als Liebespartner ein Bündnis ein, sondern auch als Elternteam. Eine starke Kombination! Wenn Sie sich gemeinsam über Ihr Kind freuen, dann üben Sie Ihre Kompetenzen als Eltern, Ihre Fähigkeit, zu staunen, für Neues bereit zu sein, und insbesondere üben Sie sich in der sich ständig wandelnden Beziehung zwischen Ihnen dreien. Welch ein Geschenk! Schon Ihr Baby kann ein Lehrmeister für Sie sein. Es kennt Sie beide schon neun Monate lang und reagiert auf Sie in der Hoffnung auf Ihre feinfühlige Antwort. Das Baby ist wahrlich kompetent und jetzt schon ein Beziehungskünstler. Es schafft es, dass Sie mit einer hohen Stimme zu ihm sprechen und Ihre Worte akzentuieren, weil es dann Ihre Sprache besser lernen kann. Es schafft es auch, dass Sie es anlächeln, Witze machen oder empathisch und traurig reagieren, wenn es ihm nicht gut geht. Es lebt aus seiner Mitte, ohne Vorstellungen über »richtig« oder »falsch«, die uns Erwachsenen das Leben manchmal so schwer machen. Es zeigt Ihnen, wie es ist, zu vertrauen und gleichzeitig verletzlich und stark zu sein. Es bindet sich ohne Netz und doppelten Boden an Sie, es liebt Sie mit jeder Zelle seines Wesens. Welch ein Reichtum, dies zusammen zu erleben!

Eine sichere Partnerschaft ist ein Geschenk an Ihr Kind

Eine sichere Partnerschaft ist das größte Geschenk, das Sie Ihrem Kind machen können. Denn Eltern, die ein liebevolles Team bilden, sind bessere Eltern: Ihre Beziehung ist stabiler, sie sind kooperativer, flexibler und kompromissbereiter und schaffen es leichter, unterschiedliche Erziehungsstile unter einen Hut zu bekommen. Sie bieten dem Kind ein Fundament emotionaler Sicherheit. Sie lösen Konflikte leichter und belasten das Kind deshalb nicht zu viel mit ihren Problemen. Sie bieten dem Kind ein Vorbild für liebevolle Beziehungen, für den Umgang mit Nähe und Selbstständigkeit, den Kontakt zwischen den Geschlechtern. Und sie helfen dem Kind, sich eines Tages von ihnen zu lösen, das eigene Leben zu leben, einen liebevollen Partner zu finden und wiederum eine Familie zu gründen: Ihre Geburt als Großeltern! Und so sind Sie Teil des Kreislaufs des Lebens.

Sechzehn

Wir brauchen Unterstützung: Hilfen für Babys und ihre Eltern

Karl Heinz Brisch

Wenn Schwangerschaft und Geburt schwierig waren

Manchmal verläuft die Schwangerschaft schwierig, sie ist geprägt von langen Phasen mit Schwangerschaftserbrechen, vorzeitigen Wehen, die Schwangere muss über viele Wochen oder sogar Monate liegen. In ca. 10 % aller Geburten kommt das Baby viel früher als geplant – sogar schon vor der 37. Schwangerschaftswoche als sogenanntes Frühgeborenes – zur Welt, oder die Geburt ist sehr stressvoll, weil sie sehr lange dauert, mit großen Schmerzen verbunden ist, ein Notkaiserschnitt durchgeführt und das Baby auf der Intensivstation versorgt werden muss. Unter solchen Bedingungen erleiden die Mutter und der Vater sehr großen Stress, aber auch das Baby selbst. Die Angst der Mutter führt dazu, dass sehr viele Stresshormone ausgeschüttet werden und das Baby nach der Geburt sehr leicht erregbar sein kann. Es reagiert schon auf kleinste Reize von Geräuschen und Lauten, ist sehr ablenkbar, und es braucht auch längere Zeit, um sich wieder beruhigen zu lassen. Hier benötigt die Mutter sehr gute Unterstützung, Begleitung durch einen Partner, Beruhigung in jeder Form. Je ruhiger und entspannter die Mutter ist – dies kann auch durch das Erlernen von Entspannungsverfahren verstärkt und intensiviert werden –, umso ruhiger wird auch das Baby mit der Zeit werden. Stresserfahrung der Mutter und Ängste »übertragen« sich gern auf das Baby, denn das Baby spürt den Stress der Mutter in deren körperlicher Anspannung, wenn sie etwa das Baby auf dem Arm hält. Solche Anspannungen der Mutter sind häufiger auch mit Schrei-, Schlaf- und Fütterstörungen beim Baby verknüpft. Ein liebevoller Partner, der die Mutter begleitet, ja gar »die Mutter bemuttert«, oder auch andere Hilfen in der Familie, durch Freunde, Großeltern, auch eine Haushaltshilfe oder natürlich die Hebamme, können hier sehr entlasten, zur Beruhigung der Mutter und zur Förderung von Selbstsicherheit und Selbstkompetenz beitragen. In jedem Fall sind zusätzliche Hilfen von großer Bedeutung, weil sie sowohl auf der Versorgungsebene entlasten, als auch die Mutter emotional unterstützen und bei ihr zu einer Entspannung führen können. Sind die Sorge und die Angst der Mutter auch nach der Schwangerschaft und der Geburt noch sehr groß, können auch eine Beratung und eine psychotherapeutische Hilfestellung von großer Bedeutung sein. In den meisten Städten gibt es Beratungsstellen und auch sog. Schreibaby-Ambulanzen, die sich auf die Begleitung, Unterstützung und Therapie von Müttern und auch Vätern nach sehr stressvollen Erfahrungen während Schwangerschaft und Geburt spezialisiert haben. Es ist dann dringend angeraten, dass die Eltern sich hier Hilfestellung holen, wenn sich auch wenige Wochen nach der Geburt die Situation immer noch nicht entspannt hat, das Baby viel weint, auch die Mutter noch Albträume, Schlafstörungen, viele stressvolle Bilder und Erinnerungen an die Schwangerschaft und die Geburt hat, die sie auch lange Zeit nach der Geburt immer noch plagen und zum Beispiel zu Einschlafstörungen und Ängsten führen. Hier ist es wichtig, solche angstvollen Erinnerungen an das Vorausgegangene nicht erst »einbrennen« zu lassen, sondern sich rasch Unterstützung zu holen, damit eine gute Verarbeitung stattfinden kann. Auf diese Weise wird die Mutter kompetent und fähig, sich ruhiger auf das Baby einzulassen, es zu pflegen, zu stillen und auch für die Signale des Babys feinfühlig zur Verfügung zu stehen.

Die Bedeutung der Bindung

Die Entwicklung der Bindung beginnt bereits während der Schwangerschaft und führt dazu, dass die Eltern sich emotional auf das Baby einlassen, sich mit ihm während der Schwangerschaft identifizieren und sich in der Regel auf das Baby freuen. Während des ersten Lebensjahres entwickelt das Baby dann bei feinfühligen Eltern eine emotional sichere Bindung an seine Eltern. Hierzu müssen die Eltern in der Lage sein, die Signale des Babys richtig zu erkennen, sie richtig zu interpretieren und angemessen und prompt darauf zu reagieren. Gelingt dies durchschnittlich gut, das heißt einigermaßen ausreichend – immer feinfühlig zu sein, ist nicht möglich –, so wird sich das Baby an seine Eltern mit dem Gefühl von Sicherheit und Urvertrauen binden. Wir nennen dies auch eine »sichere Bindung«. Es ist in keiner Weise hilfreich, ein weinendes Baby nicht zu versorgen oder das Baby mit Vorsatz weinen zu lassen, in der Hoffnung, dass es sich »abhärtet« oder auch daran gewöhnt, dass es nicht aufgenommen oder getröstet wird. Babys weinen immer aus einem guten und wichtigen Grund! Sie sind nicht in der Lage, Konzepte zu entwickeln, in denen sie die Eltern ärgern oder auch terrorisieren wollen, wie manche Eltern irrtümlich glauben. Genau das Gegenteil ist der Fall: Sie weinen aus Not, können sich selbst oft nicht aus schwierigen Situationen, die Hunger, Durst, Angst, Langeweile oder auch Überstimulation bedeuten, retten. Das heißt: Sie sind absolut darauf angewiesen, dass Erwachsene sie hören und verstehen und entsprechend ihnen zu Hilfe eilen. Es gibt in Deutschland immer noch die Vorstellung, dass Babys sehr früh abgehärtet werden müssen. Dies hat etwas mit unserer Vergangenheit zu tun, in der ganze Generationen von Müttern gelernt haben, Babys nicht zu verwöhnen. Diese urdeutsche Angst, ein Baby könnte verwöhnt werden, steckt noch in vielen Familien. Nach unseren Erfahrungen geht es auch Eltern von heute so, dass sie aus dem Freundes- und Bekanntenkreis oder auch von Verwandten Hinweise bekommen, auf jeden Fall aufzupassen, dass sie ihr Baby nicht verwöhnen. Babys dagegen kann man nicht verwöhnen, sondern man kann ihre Bedürfnisse sehr genau identifizieren und darauf reagieren. Das wird ihnen helfen, das Gefühl von sicherer Bindung und Urvertrauen zu entwickeln. Werden Babys dagegen frustriert, erleiden sie Angst, und Angst führt eher zu unsicherer Bindung. Werden ihre Bedürfnisse gar grob ignoriert, zurückgewiesen oder müssen sie über die Maßen wegen irgendwelcher Lernprogramme lange weinen und warten, führt dies zu noch größerer Angst und Verunsicherung. Eine unsicher-vermeidende Bindung – oder eine desorganisierte Bindung, bereits eine Form der psychopathologischen Bindung – wäre womöglich die Folge. Sind Mütter oder Väter – aufgrund ihrer eigenen Kindheits- und Lebensgeschichte – sehr ängstlich, etwa wenn sie zu früheren Zeiten ein Kind durch Fehl- oder Totgeburt verloren haben, werden sie ihr Kind eher »überwachen« (»Helikopter-Eltern«), ihm wenig oder kaum Möglichkeiten geben, die Welt von ihnen als sicherem Hafen aus zu erkunden. Manchmal hören wir, dass eine Mutter oder ein Vater ein Kind, das sich beim Spielen verletzt hat, einerseits tröstet, andererseits aber auch droht und Angst macht (»Oje, hast du dir wehgetan, komm, lass' dich trösten, aber glaube nur nicht, dass ich jedes Mal komme und dich auf den Arm nehme, wenn du hier am Klettergerüst runterfällst!«). Unter diesen Bedingungen entwickeln Kinder eher eine unsicher-ambivalente Bindung. Sie suchen dann Nähe zu ihren Bindungspersonen, vermeiden sie aber auch gleichzeitig. Die sichere Bindung ist ein großer Schatz, weil sie mit sehr vielen Vorteilen verbunden ist. Am Ende des ersten Lebensjahres haben sicher gebundene Babys ein großes Gefühl des Urvertrauens, sie können sich später im Leben eher Hilfe holen, haben mehr Bewältigungsmöglichkeiten bei stressvollen Situationen, lösen Konflikte eher prosozial, sind weniger aggressiv, können sich schon sehr früh in die inneren Welten und Gefühle anderer hineinversetzen. Sie besitzen dann das, was wir Empathiefähigkeit und sozial-emotionale Kompetenz nennen. Auch ihre kognitiven Fähigkeiten, ihre Lernleistung, ihre Sprachentwicklung, ihre Gedächtnisleistungen, ihre Fähigkeiten zur Flexibilität und kreativen Lösung von Problemaufgaben sind größer als die unsicher gebundener Kinder. Somit stellt die sichere Bindung eine große Ressource für die weitere Entwicklung des Lebens dar.

Symptome beim Kind: Schreien, Regulationsprobleme beim Schlafen, Essen und bei der Beruhigung

Grundsätzlich muss immer untersucht werden, ob das Baby aus körperlichen Ursachen weint, schlecht isst oder schlecht schläft. Die Untersuchung beim Kinderarzt oder sogar in einer Kinderklinik ist die Grundvoraussetzung, dass dann in einer Beratungsstelle den Eltern weitergeholfen werden kann. Manchmal gibt es körperliche Gründe und Ursachen, die dazu führen, dass ein Baby sehr unruhig ist, schlecht schläft oder schlecht isst oder auch viel weint. Solche körperlichen Ursachen müssen natürlich ausgeschlossen werden, damit medizinische Hilfen, die eventuell notwendig wären, nicht übersehen werden. Manche Babys fallen schon sehr früh dadurch auf, dass sie nach der Wahrnehmung ihrer Eltern übermäßig lange schreien, sich schlecht beruhigen lassen, schlecht einschlafen können, lange Zeit brauchen, bis sie essen, weil sie sich immer wieder ablenken lassen, oder kleine Mengen essen. Das heißt, sie stressen ihre Eltern sehr, weil sie ihnen eine große Feinfühligkeit abverlangen. Sind Eltern selbst sehr angespannt, so fällt es ihnen noch schwerer, auf die sehr differenzierten Bedürfnisse und Regulationsprobleme ihrer Babys einzugehen. Das Schreibaby als solches gibt es eigentlich nicht, sondern es gibt immer nur ein Schreibaby oder ein Baby mit Fütterproblemen im Kontext mit seinen spezifischen Eltern oder anderen Bezugspersonen, die es versorgen. Die Eltern sollten sich bei ähnlichen Schwierigkeiten relativ rasch Hilfe in einer Beratungsstelle holen, damit gemeinsam verstanden werden kann, wo die Ursachen liegen. In der Regel sind Beratung und Behandlung der Eltern ebenso notwendig wie eine feinfühlige Anleitung im Umgang mit dem Baby. Die Eltern sind oft maximal gestresst, weil es sich mit der Zeit gar nicht mehr herausfinden lässt, ob das Schreien des Babys die Eltern gestresst hat oder ob die Eltern schon zuvor gestresst waren und schließlich das Baby dadurch zu schreien begann und sich auf diese Weise ein Teufelskreis entwickelte. Aus unserer Erfahrung sind auch immer eine Beruhigung und Behandlung der Eltern notwendig, um sie in ihren Kompetenzen und ihrer elterlichen Feinfühligkeit zu unterstützen, anzuleiten und ihnen zu helfen, in einem entspannteren und ruhigeren Zustand die Verhaltensweisen ihres Babys wahrzunehmen, auf die Signale zu reagieren und dann entsprechend das Baby in seinem Verhalten zu unterstützen.

Symptome von übermäßiger Angst oder Bindungslosigkeit und Vernachlässigung

Manche Eltern haben aufgrund früherer Erfahrungen eine übermäßig große Angst, wie sich ihr Baby entwickeln wird. Dies ist besonders dann der Fall, wenn die Eltern bereits ein Kind durch plötzlichen Kindstod, Früh- oder Totgeburt verloren haben. Auch eine vorausgegangene extrem frühe Geburt – etwa in der 23. Schwangerschaftswoche – eines früheren Kindes mit anschließender längerer intensivmedizinischer Behandlung kann dazu führen, dass die Eltern jetzt – obwohl das Baby gesund zum Termin zur Welt kam – große Ängste haben, wie sich ihr Kind entwickeln wird. Nicht selten sind sie übermäßig überwachend, kontrollieren das Baby, sind immer in seiner Nähe, können es kaum einschlafen lassen, müssen nachts aufstehen und sich davon überzeugen, dass es ihrem Säugling gut geht. All das ist nur zu gut verständlich, wenn die Angst der Eltern aufgrund früherer Erfahrung sehr groß ist. Unter diesen Bedingungen ist es ratsam, wenn die Eltern sich unmittelbar eine Hilfestellung holen, zum Beispiel eine Beratungsstelle aufsuchen, um über ihre früheren Erfahrungen zu sprechen. Auf diese Weise können Schrecken und Grauen aus früheren Schwangerschaften und Geburten möglichst rasch und dauerhaft verarbeitet werden. Dies ist die Grundvoraussetzung dafür, dass sie mit ihrem jetzigen Baby in einem ruhigeren Zustand zusammen sein können und das Baby auch in Ruhe, begleitet von der feinfühligen Mutter oder dem feinfühligen Vater, aufwachsen kann. Andere Eltern dagegen sind aufgrund eigener Belastungen, etwa durch Armut, wenig Bildung, aber auch infolge großer Stressoren und Belastungen, die durch Beruf, Arbeit, Ausbildung, Prüfungsvorbereitungen und Ähnliches bedingt sind, so ausgelastet bis überfordert, dass sie keine Zeit mehr haben, sich auf das Baby und seine Signale wirklich in Ruhe einzulassen. Sie sind gestresst und genervt, zum Beispiel von dem Weinen des Babys, reagieren hierauf verspätet oder gar nicht mehr, fühlen sich dann überfordert und lassen das Baby oft allein zurück, das sich dann – sich selbst überlassen – oft versuchsweise in stressvollen Situationen allein regulieren muss, was ihm in der Regel nicht oder kaum gelingt. Meistens ist das Baby damit überfordert. Es erlebt, dass es sich auf die Unterstützung seiner Eltern nicht verlassen kann, und wird in Zukunft noch schneller und früher weinen, sodass sich hieraus auch ein Teufelskreis ergibt. Sind die Eltern darüber sehr frustriert und ärgerlich, kann es auch mal zu Eskalationen kommen, die Gewalt gegenüber dem Baby beinhalten. Eine solche Form von »Hochschaukeln« ist nicht hilfreich, sodass die Eltern möglichst rasch auch hier Begleitung und Unterstützung benötigen. Manchmal erkennen die Eltern selbst nicht, in welche Verstrickung sie mit ihrem Baby geraten sind. Hier sind guter Rat und eine Begleitung von Familienangehörigen und Freunden notwendig, damit die Eltern eine entsprechende Hilfestellung annehmen können und diese dann auch in Form einer Beratung und Therapie finden.

Sich helfen lassen! Lassen Sie sich nicht durch Scham und Schuld bestimmen!

Nach wie vor gehen viele Eltern in Deutschland davon aus, dass es das Selbstverständlichste der Welt sei, ein Baby auf die Welt zu bringen und es zu versorgen. Grundsätzlich ist es dies auch, gleichzeitig sind aber nicht selten die Schwangerschaft und die Geburt auch von vielen Belastungen überschattet, die Eltern haben eigene Sorgen und Probleme, sodass es gar nicht so leicht ist, ein Baby adäquat zu versorgen. Vielfältige Stresserfahrungen können zusammenkommen, sodass die Eltern nicht mehr ausreichend gut dazu in der Lage sind, sich auf die Bedürfnisse eines Babys einzustellen. Unter diesen Bedingungen sind eine rasche Hilfestellung und Unterstützung notwendig, zum Beispiel in einer Beratungsstelle oder auch in einer Therapie für die Mutter und den Vater. Schuld- und Schamgefühle sind in einer solchen Situation, auch wenn sie häufig vorkommen, nicht angebracht. Schuld entsteht dann, wenn Eltern vorsätzlich, mit besserem Wissen, besseren Handlungsmöglichkeiten, absichtlich und geplant ihrem Kind einen Schaden zufügen würden. Das ist natürlich in den allermeisten Fällen nicht der Fall, sodass es absolut notwendig und wichtig ist, Eltern in der Verarbeitung von Schuld- und Schamgefühlen zu unterstützen. Eltern sollten sich auch in Krabbelgruppen und ähnlichen Treffs gemeinsam austauschen und sich Hilfe holen, wenn sie das Gefühl haben, überfordert zu sein und den Signalen des Babys und seinen Bedürfnissen nicht mehr gerecht werden zu können. Andernfalls stellen sich rasch Überforderung, Depression, Angst vor der nächsten Schreiattacke des Babys und damit ein Teufelskreis ein, aus dem man sich allein als Elternteil kaum mehr befreien kann.

Welche Hilfen gibt es?

Fast in jeder Stadt gibt es inzwischen Baby-Sprechstunden, Schreiambulanzen, Kinder- und Jugendlichen-Psychotherapeuten mit einer Spezialausbildung für die Eltern-/Säuglings-/Kleinkindtherapie. In vielen Kommunen und auch Gemeinden wurde auch eine sogenannte Koordinierungsstelle für frühe Hilfen eingerichtet. Auch hier können Eltern sich informieren, welche Hilfen im Bereich der frühen Unterstützung für Eltern in ihrer Gemeinde oder Stadt angeboten werden. Familienzentren und Geburtshäuser sind in der Regel bestens informiert, welche Anlaufstellen und Beratungsmöglichkeiten es vor Ort gibt. Auch der Kinderarzt und die Hebamme, aber auch Gynäkologen und Geburtshelfer sind in der Regel informiert, an welche Stellen sich die Eltern vor Ort wenden können. Besonders hilfreich wäre der Besuch eines Präventionskurses, der den Eltern helfen könnte, bereits während der Schwangerschaft wichtige Informationen zu erhalten über die Entwicklung des Babys, den Verlauf der Schwangerschaft und auch die Eltern-Kind-Bindung. Ein solches Programm ist z. B. SAFE® – Sichere Ausbildung für Eltern. Dieses Programm hat einige Vorteile, weil es speziell auch auf die Erfahrungen der individuellen Kindheitsgeschichten der Eltern eingeht. Die SAFE®-Mentoren helfen den Eltern, diese besser zu verarbeiten, wenn sie dazu führen, dass sie durch das Baby und seine Verhaltensweisen bei den Eltern großen Stress auslösen.

Das Programm SAFE® – Sichere Ausbildung für Eltern

Eltern können sich schon in einer festen geschlossenen Gruppe ab der 20. Schwangerschaftswoche zu SAFE®-Gruppen zusammenschließen. Diese werden in der Regel von zwei speziell geschulten SAFE®-Mentorinnen geleitet. An vier ganztägigen Seminartagen vor und an sechs Seminartagen nach der Geburt erlernen die Eltern alles, was notwendig ist, um zum Beispiel dem Baby zu helfen, eine sichere Bindung an die Eltern zu entwickeln. Die Eltern werden aber auch mit ihren Kindheitsgeschichten und ihren Erfahrungen aus ihrer Kindheit gehört. Sie erhalten in Interviews die Möglichkeit, hierüber zu sprechen und dann auch zu erfahren, an welchen frühen Ereignissen aus ihrer Kindheit selbst offensichtlich noch so viel Stress und Belastung »hängen«, dass sie hier eventuell eine individuelle Begleitung und Unterstützung benötigen. Anhand vieler Video-Beispiele lernen die Eltern, die Signale des Kindes wahrzunehmen und entsprechend feinfühlig darauf zu reagieren. Ist das eigene Baby erst Mal geboren, können die Eltern anhand eigener Videos mit ihrem Kind, etwa beim Wickeln, Füttern, Spielen und auch bei Situationen, in denen sie Grenzen setzen müssen, erfahren, wie sie diese Situationen jetzt mit ihrem Baby bewerkstelligen, und hierzu von ihren Mentoren positive Rückmeldungen erhalten. Das Lernen an Videobeispielen ist sehr effektiv und gibt den Eltern einen unmittelbaren Einblick, wie sie die individuellen Signale ihres Kindes am besten verstehen und auch spezifisch darauf reagieren können. Aus unseren bisherigen Erfahrungen schätzen die Eltern die Teilnahme an den SAFE®-Kursen sehr, fühlen sich anschließend ausreichend kompetent und entwickeln sichere Bindungen an ihre Kinder und umgekehrt binden sich die Kinder mit einem Gefühl des Urvertrauens an ihre Eltern. Auf diese Weise bekommen die Kinder eine große emotionale Stabilität und ein Urvertrauen, das ihnen auch im weiteren Leben als ein Schutzfaktor unterstützend zur Seite stehen wird. Weiterer Bestandteil des SAFE®-Programms ist auch eine Hotline. Diese ermöglicht den Eltern, dass sie sich in großer Not und Überforderung oder bei Fragestellungen, die außerhalb der Seminarzeiten auftauchen, zur Beratung an ihre SAFE®-Mentoren wenden können. Es ist möglich, dass sich auch mehrere Eltern zusammenschließen und sich Mentoren zu einem SAFE®-Kurs suchen; ebenso gibt es die Möglichkeit, sich über die Homepage zu informieren und dort zu schauen, wo gerade SAFE®-Kurse ausgeschrieben sind (www.safe-programm.de). Die wesentlichen Inhalte des SAFE-Programms – mit vielen Beispielen – sind in einem kleinen Elternbuch zusammengefasst, das ebenso den Titel »SAFE® – Sichere Ausbildung für Eltern« trägt. Weitere Informationen erhalten Eltern auch über die Homepage (www.khbrisch.de). Die gute Kombination aus Gruppenaktivitäten sowie auch aus Einzelkontakten und Beratung hilft den Eltern in der Regel sehr, sich am Ende des ersten Lebensjahres als ausreichend kompetente Väter und Mütter zu fühlen, die mit Zuversicht die Entwicklung ihres Kindes begleiten und positiv in die Zukunft schauen können.

Epilog

Jedem Anfang wohnt ein Zauber inne

... der uns beschützt und der uns hilft, zu leben, sagt Hermann Hesse in seinem Gedicht »Lebensstufen«, das wir dem ersten Kapitel dieses Buches vorangestellt haben. Er erinnert uns mit diesen Zeilen daran, dass es zu jedem Zeitpunkt unseres Lebens möglich ist, einen anderen Weg einzuschlagen, und er ermutigt uns zu solchem Neuanfang.

Wer allzu lange in den eingefahrenen Bahnen seines Denkens, Fühlens und Handelns vorwärtsjagt, mag wohl eine Zeit lang schnell vorankommen. Aber je länger und je besser er auf diese Weise vorankommt, desto mehr entfernt er sich dabei auch von den anderen, desto schwerer fällt es ihm später, wenn er aus seinem Geschwindigkeitsrausch erwacht oder gar schon gegen die Wand gerast ist, noch einen Neubeginn zu wagen und nach Wegen zu suchen, die ihn wieder zu den anderen zurückführen. Deshalb ist Erfolg gefährlicher, als man gemeinhin denkt, vor allem dann, wenn er sehr groß ist und längere Zeit anhält.

Nun leben wir in einem Teil der Welt und in einem Kulturkreis, in dem wir mithilfe unseres rationalen Denkens, unserer objektiven Wissenschaften und unserer technischen und medizinischen Errungenschaften seit einigen Generationen recht erfolgreich und immer schneller vorangekommen sind. Der durch unsere technologischen Erfolge gespeiste Glaube, alles sei machbar, beginnt sich nun sogar schon auf einen Bereich auszudehnen, der bisher von gezielten Manipulationen und geschäftlichen Interessen noch weitgehend verschont geblieben ist: auf den Lebensraum derjenigen Kinder, die noch gar nicht zur Welt gekommen sind. Diese ungeborenen Kinder haben derartigen Vorstößen wenig entgegenzusetzen. Sie sind unsichtbar für diejenigen, die sie nicht sehen wollen. Sie sind unhörbar und können nicht sagen, was ihnen am Herzen liegt. Und sie sind unspürbar für alle, die sie nicht als Teil von sich selbst empfinden. Sie demonstrieren nicht und haben keine Lobby. Deshalb sind sie während dieser frühen Phase ihres Lebens stärker als zu jedem späteren Zeitpunkt in Gefahr, zu Opfern unseres erfolgs- und effizienzorientierten Machbarkeitswahns zu werden.

Manche von ihnen werden abgetrieben. Manche werden in Reagenzgläsern gezüchtet und für den Fall, dass man sie später noch für irgendeinen Zweck verwenden könnte, in flüssigem Stickstoff eingefroren und jahrelang aufbewahrt. Aber auch diejenigen, die das Glück hatten, nun im Bauch einer werdenden Mutter heranzureifen, bleiben von allen möglichen Bemühungen, ihre Entwicklung noch weiter zu verbessern, inzwischen auch nicht mehr verschont. Seit es sich herumgesprochen hat, dass Kinder bereits im Mutterleib sehr viel lernen können, werden schwangere Frauen mit Werbeprospekten, Ratgebern und Zeitungsannoncen aller Art überschüttet, in denen alle möglichen Geräte zur Frühstimulation und zur vorgeburtlichen Konditionierung ihrer ungeborenen Kinder als unverzichtbare Instrumente zur Verbesserung des späteren Schulerfolgs, der Musikalität und sonst welcher Teilfertigkeiten angepriesen werden.

Besonders eifrige Abnehmer dieser Gerätschaften sind vor allem solche Mütter, die ohnehin schon verunsichert sind, die sich nicht einfach nur auf ihr Kind freuen können, sondern alles, was in ihrer Macht steht, tun wollen, um es von Anfang an zu einem ganz besonderen, mit ganz besonderen Begabungen ausgestatteten Kind zu machen. Allzu oft fehlt solchen Müttern genau das, worauf es für die Herausbildung einer Sicherheit bietenden, Vertrauen stiftenden Bindungsbeziehung ankommt – nämlich eigene Sicherheit, Vertrauen und ein feines Gespür für die Bedürfnisse und Signale ihres Kindes. Diese entscheidende Grundvoraussetzung für eine gelingende Erziehung und für die Entfaltung der im Kind angelegten Möglichkeiten, lässt sich durch kein Gerät der Welt ersetzen.

Es ist leider absehbar, dass auch mit diesen Manipulationsversuchen der vorgeburtlichen Entwicklung noch lange nicht das Ende des Machbarkeitswahns erreicht ist. Dieses Ende zeichnet sich an einer ganz anderen Stelle ab, die – auch das ist bezeichnend für den Zustand unserer gegenwärtigen Gesellschaft – bereits seit Jahrzehnten geflissentlich übersehen und in ihrer wahren Dramatik noch immer beschwichtigend heruntergespielt wird: Die Zahl der Kinder, die in unserem Kulturkreis überhaupt noch zur Welt kommen, sinkt dramatisch. Wir sind eine vom Aussterben bedrohte Gemeinschaft geworden. Das ist die seit Langem weithin sichtbare Wand, auf die wir gegenwärtig ungebremst zurasen.

Aber die stetig sinkende Geburtenrate ist nicht das einzige Alarmsignal, das uns eigentlich zwingen müsste, auf dem bisher scheinbar so erfolgreich beschrittenen Weg innezuhalten und einen Neuanfang zu wagen. Von den immer weniger werdenden Kindern, die Frauen heutzutage noch zur Welt bringen, werden inzwischen auch immer mehr krank. Noch nie gab es so viele Kinder und Jugendliche mit Gewichtsproblemen, mit Haltungsschäden und motorischen Störungen, mit allergischen und Autoimmunerkrankungen, mit Herz-Kreislauf-Störungen und nicht zuletzt auch mit psychischen Problemen, die sich entweder als Verhaltensstörungen, als Angst- und später gar als Suchterkrankungen äußern. Von den wenigen Kindern, die heutzutage überhaupt noch bei uns aufwachsen, braucht also ein erheblicher Anteil ärztliche Hilfe und therapeutische Begleitung.

Viele dieser Kinder und Jugendlichen erreichen später keinen qualifizierten Schulabschluss. Sie scheitern bei der Berufsausbildung und bleiben als »Sozialfälle« auf staatliche Unterstützung angewiesen. Die wenigsten von ihnen werden später selbst wieder Kinder haben, und falls sie welche bekommen, ist absehbar, dass deren Entwicklung ebenfalls äußerst problematisch verlaufen wird. Die besorgniserregende Beschaffenheit unserer nachwachsenden Generation ist also die zweite, immer schwerer überwindbare und in Zukunft wohl kaum noch finanzierbare Wand, auf die wir gegenwärtig ebenso ungebremst zurasen. Wenn wir daran nicht zerschellen wollen, wären auch hier ein Innehalten und der Versuch eines mutigen Neuanfangs zwingend notwendig.

Gegenwärtig spricht jedoch wenig dafür, dass dieses Umdenken so schnell in Gang kommt. Eher werden wir wohl auf den eingefahrenen Bahnen unseres Denkens, Fühlens und Handelns noch eine Zeit lang weiter vorwärtsjagen – bis wir am Ende selbst gegen die dritte, ebenfalls schon weithin sichtbare Wand rasen, die nicht unsere Zukunft oder die unserer Kinder, sondern unser eigenes unmittelbares Leben hier und jetzt bedroht, indem wir an den krank machenden Lebensverhältnissen, die wir mit unserem bisherigen Denken, Fühlen und Handeln geschaffen haben, schließlich selbst erkranken: an der verpesteten Luft, an den industriell erzeugten und mit immer mehr ungesunden Zusätzen versehenen Lebensmitteln, an dem Mangel an täglicher Bewegung, an der Hektik und der fehlenden Muße zur Selbstbesinnung und nicht zuletzt an den unausweichlichen Folgen des ständigen Kampfes um einen Platz in der ersten Reihe. Die Gewinner in diesem Kampf müssen mit der Einsamkeit leben, die dort oben herrscht, und mit der Kälte, die sich in ihrem Herzen auf dem Weg dorthin breitgemacht hat. Die Verlierer mit Ohnmacht, Verzweiflung und Mutlosigkeit, die ihnen ihr Selbstwertgefühl untergraben und den letzten Funken Hoffnung rauben. Depression heißt die letzte dunkle Wand, die heute vor immer mehr Menschen, vor den Gewinnern ebenso wie den Verlierern, auftaucht und sie nun mit aller Macht aus der Bahn zu werfen droht. Noch nie ist der Verbrauch an Psychopharmaka so stark gestiegen wie in den letzten zehn Jahren. 35 Millionen US-Amerikaner – für Europa und Japan fehlen entsprechende Schätzungen – sind inzwischen Dauerkonsumenten von Psychopharmaka. 3 Millionen deutsche Arbeitnehmer rüsten sich für ihre Arbeit mit Psychopillen auf. Ein noch größerer Anteil der erwachsenen Bevölkerung in den hoch entwickelten Industriestaaten sucht in den Angeboten unserer Konsum-, Unterhaltungs- und Freizeitindustrie einen Ersatz für ihre ungestillten Bedürfnisse nach menschlicher Nähe und Verbundenheit, nach Anerkennung und Vertrauen.

Unser Wirtschaftswachstum ist ins Stocken geraten, die Probleme wachsen und ein neuer Anfang ist nicht in Sicht. Woher der Mut und die Zuversicht für die Lösung dieser Probleme kommen soll, ist deshalb die spannendste Frage, die sich angesichts dieser Situation stellt. Sie lässt sich nach allem, was wir bisher dargestellt haben, leicht beantworten. Es sind drei Quellen, aus denen jede menschliche Gemeinschaft an jedem Ort dieser Erde immer wieder ihre Kraft für einen Neuanfang schöpft: Zum einen sind es jene Erwachsenen, die ihre Kraft und Zuversicht, ihr Vertrauen und ihre Hoffnung noch nicht verloren haben. Das sind all jene, die selbst Kinder gezeugt, zur Welt gebracht und auf ihrem bisherigen Lebensweg begleitet haben und auch in Zukunft weiter begleiten werden. Diese mutigen Eltern, aber auch all die vielen verantwortungsbewussten Erzieher, Betreuer und Lehrer unserer Kinder sind es, die noch daran glauben, dass es eine glückliche Zukunft für diese Kinder geben kann.

Die zweite Kraft, die den Weg für einen neuen Anfang bahnen kann, sind die in unsere verworrenen Verhältnisse hineinwachsenden Kinder und Jugendlichen – all jene, die bereits dabei sind, diesen Weg zu suchen, und noch nicht allzu sehr von unserer Art, das Leben zu gestalten, angesteckt worden sind. Diese Kinder und Jugendlichen besitzen noch viel von der Kraft und der Zuversicht, die sie mit auf die Welt gebracht haben. Ihre Unzufriedenheit, ihre Rebellion, aber auch ihre Enttäuschung sind ein Spiegel, den sie uns immer wieder mutig entgegenhalten, in der Hoffnung, dass wir uns selbst darin erkennen.

Die dritte und – solange noch Kinder geboren werden – sich ständig erneuernde Kraft für einen Neuanfang bringen alle Neugeborenen immer wieder selbst mit auf die Welt. Sie, die Schwächsten von allen, machen sich mit dem größten Mut, dem größten Vertrauen, der größten Zuversicht, die ein Mensch haben kann, auf den Weg in eine neue Welt. Jedes dieser Kinder hat zumindest bis zu seiner Geburt tagtäglich selbst erfahren, dass es immer mehr und immer wieder Neues hinzulernen kann. Jedes hat neun Monate lang gespürt, dass es möglich ist, tagtäglich über sich selbst hinauszuwachsen. Und jedes neu in unsere Welt hineingeborene Kind ist während seiner gesamten bisherigen Entwicklung aufs Engste mit einem anderen Menschen verbunden gewesen, enger und tiefer, als wir uns das je vorstellen können.

So bringen also unsere Kinder, jedes auf seine Weise, immer wieder neu mit auf die Welt, was wir Erwachsenen dringender als alles andere brauchen, um auch selbst einen neuen Anfang zu wagen: die Fähigkeit, sich auf Neues einzulassen und aus Fehlern zu lernen, die Erfahrung, über sich hinauswachsen zu können, und das Gefühl, verbunden zu sein und verbunden zu bleiben.

Es kann sein, dass wir die Welt in Zukunft noch unwirtlicher und unser Zusammenleben noch schwieriger machen. Solange aber immer noch Kinder in diese Welt hineingeboren werden, trägt jedes dieser Kinder ein Stück der Kraft zu einem Neubeginn mit in diese Welt. Wie eine klare Quelle spülen sie immer wieder neues, klares Wasser in den Lebensstrom jeder einzelnen Familie und jeder menschlichen Gemeinschaft. Deshalb gibt es, solange Kinder geboren werden, auch noch Hoffnung.

Literatur

Zeit »guter Hoffnung« – Zeit großer Angst

Mujica-Parodi et al. (2009): »Chemosensory Cues to Conspecific Emotional Stress Activate Amygdala in Humans«, in: *PLoS One* 2009; 4(7): e6415. PMC 2713432 (freier Volltext)

Schmid, V. (2005): *Der Geburtsschmerz: Bedeutung und natürliche Methoden der Schmerzlinderung*. Stuttgart: Hippokrates-Verlag

Warwitz, Siegbert A. (2001): »Formen des Angstverhaltens«, in: Ders.: *Sinnsuche im Wagnis. Leben in wachsenden Ringen*. Baltmannsweiler: Schneider Hohengehren 34–39

Vorgeburtliche Diagnostik als wirkmächtige Prägung

Brisch, K. H.; Hellbrügge, T. (Hrsg.) (2007): *Die Anfänge der Eltern-Kind-Bindung*. Stuttgart: Klett-Cotta

Brisch, Karl Heinz (2007): »Angst und Bewältigungsformen von Schwangeren und kindliche Entwicklung bei pränataler Ultraschall-Diagostik«, in: *Praxis der Kinderpsychologie und Kinderpsychiatrie* 56/2007, 795-808

Duden, Barbara (1998): »Der vermessene Fötus«, in: *Neue Zürcher Zeitung. Folio*. März 1998.

Duden, Barbara (2007): *Der Frauenleib als öffentlicher Ort. Vom Missbrauch des Begriffs Leben*. Frankfurt a. M.: Mabuse

Erikson, Susan L. (2008): »Ultraschall und Kulturen des Risikos«, in: *Gen-ethischer Informationsdienst* 188, Juni 2008, 11–13

Friedrich, Hannes; Henze, Karl-Heinz; Stemann-Acheampong, Susanne (1998): *Eine unmögliche Entscheidung. Pränataldiagnostik: Ihre psychosozialen Voraussetzungen und Folgen*. Berlin: VWB-Verlag

Katz-Rothman, Barbara (1989): *Schwangerschaft auf Abruf. Vorgeburtliche Diagnose und die Zukunft der Mutterschaft*. Weimar bei Marburg: Metropolis

Rauchfuß, M.; Gauger, U. (2003): »Vorzeitige Wehen und Frühgeburt – eine psychosomatische Störung?«, in: *Zentralblatt für Gynäkologie* 2003; 125 (5), 167–178

Schücking, Beate (2003): »Kinderkriegen und Selbstbestimmung«, in: Schücking, Beate (Hg.): *Selbstbestimmung der Frau in Gynäkologie und Geburtshilfe.* Göttingen: Vandenhoek und Ruprecht

Schwab, Mathias (2007): »Fetale Hirnentwicklung und Programmierung von zerebralen Funktionsstörungen«, in: *Der Gynäkologe* 40/2007, 256–263

Tegethoff, Marion et al. (2011): »Stress during pregnancy and offspring pediatric disease: a national cohort study«, in: *Environmental Health Perspectives.* DoI: 10.1289/eph.1003253

Wir sind ein Paar – wir werden Eltern

Gottman, J.; Schwartz Gottman, J. (2007): *And Baby Makes Three. The Six-Step Plan for Preserving Marital Intimacy and Rekindling Romance after Baby Arrives.* New York: Three Rivers Press

Johnson, S. M. (2011): *Halt mich fest. Sieben Gespräche zu einem von Liebe erfüllten Leben.* Paderborn: Junfermann

Johnson, S. (2014): *Liebe macht Sinn. Revolutionäre neue Erkenntnisse über das, was Paare zusammen hält.* München: btb Literatur

Wir brauchen Unterstützung: Hilfen für Babys und ihre Eltern

Brisch, K. H. (2010): SAFE® – Sichere Ausbildung für Eltern: Sichere Bindung zwischen Eltern und Kind. Stuttgart, Klett-Cotta.

Vitae der Autoren

Gerald Hüther ist promovierter Biologe und als Prof. für Neurobiologie an der Universität Göttingen auf dem Gebiet der neurobiologischen Präventionsforschung tätig. Sein Spezialgebiet ist die Entwicklungsbiologie, hier befasst er sich mit dem Einfluss verschiedener Faktoren auf die Entwicklung des menschlichen Gehirns. Er ist Autor zahlreicher wissenschaftlicher Publikationen und populärwissenschaftlicher Darstellungen und Gründer der Akademie für Potentialentfaltung.

www.gerald-huether.de

Ingeborg Weser ist Psych. Psychotherapeutin in eigener Praxis in Nimwegen/Niederlande. Der Kern ihrer Arbeit ist die Bedeutung der Bindung und Verbindung zwischen Menschen, die in der Gebärmutter beginnt und ein Leben lang erhalten bleibt. Neben ihrem Interesse an der Pränatalpsychologie ist sie darum auch Expertin für den Erhalt und die liebevolle Gestaltung von Paarbeziehungen. Sie bietet Seminare, Vorträge und Videoprogramme für Paare an.

www.ippsy.eu oder *www.couplepower.nl/de/*

Sven Hildebrandt ist Professor für Frauenheilkunde und Geburtshilfe an der Hochschule Fulda und Facharzt für Frauenheilkunde und Geburtshilfe mit Praxis in Dresden, Geburtshaus, Frauenarzt- und Hebammenpraxis Bühlau. Er ist auch tätig als Präsident der Internationalen Gesellschaft für prä- und perinatale Psychologie und Medizin (ISPPM). Ein zentrales Anliegen seines Wirkens ist die Stärkung der Kompetenz und Selbstbestimmtheit schwangerer Frauen.

www.dr-sven-hildebrandt.de

Esther Göbel arbeitet als freiberufliche Hebamme in der Frauenarzt-, Geburtshaus- und Hebammenpraxis in Dresden Bühlau, Deutschland. Dies ermöglicht ihr bereits sehr frühzeitig in der Schwangerschaft eine liebevolle Bindung der Eltern zum Kind zu unterstützen. Sie gibt verschiedene Seminare zu geburtshilflichen Themen. Ihre besondere Aufmerksamkeit gilt dem Rebirthing-Seminar, bei dem Erkenntnisse aus der vorgeburtlichen sowie der Zeit um die Geburt herum erlebt und verändert werden können. Es ist nie zu spät für eine gute Geburt.

www.hebammenpraxis-buehlau.de

Angelica Ensel, Dr. phil., Hebamme und Kulturwissenschaftlerin, ist Redakteurin der Deutschen Hebammen Zeitschrift. An der HAW Hamburg (Hochschule für Angewandte Wissenschaften) lehrt sie Ethik und Anthropologie in den Gesundheitswissenschaften. Daneben ist sie als Dozentin in der Aus- und Weiterbildung von Hebammen tätig. Im Geburtshaus Hamburg berät sie Frauen und Paare zu Fragen und Konflikten im Kontext von Pränataler Diagnostik. Ihr Beitrag in diesem Buch gründet im Engagement für eine Schwangerenbegleitung, die Frauen in ihrem Potenzial stärkt, ein Kind voller Zuversicht zu tragen und aus eigener Kraft zu gebären.

E-Mail: angelicaensel@t-online.de

Karl Heinz Brisch, Dr. med. habil., Privatdozent, ist Facharzt für Psychiatrie und Psychosomatische Medizin sowie Psychotherapeut und Psychoanalytiker für Kinder, Jugendliche und Erwachsene. Er ist ebenso in spezieller Traumapsychotherapie ausgebildet. Er leitet die Abteilung für Pädiatrische Psychosomatik und Psychotherapie am Dr. von Haunerschen Kinderspital der Universität München. Seine klinische Tätigkeit und sein Forschungsschwerpunkt umfassen den Bereich der frühkindlichen Entwicklung und der Bindungspsychotherapie in allen Altersgruppen. Er entwickelte die Präventionsprogramme SAFE® – Sichere Ausbildung für Eltern und B.A.S.E.® – Babywatching.

www.khbrisch.de

Die Quellen kindlicher Entwicklung

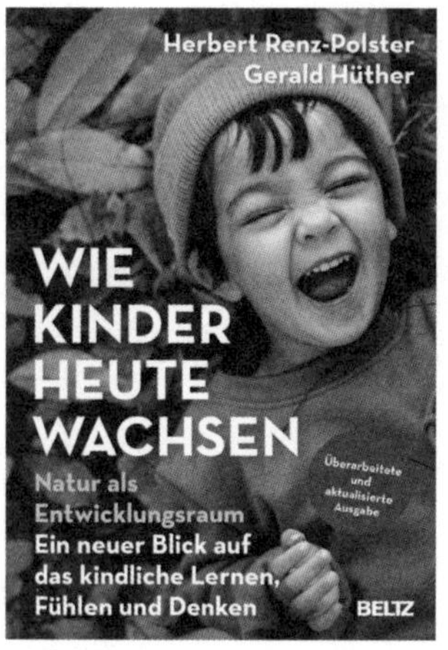

Herbert Renz-Polster und Gerald Hüther – der eine Kinderarzt, der andere Hirnforscher – führen uns zu den Quellen, von denen eine gelungene und gesunde Entwicklung unserer Kinder abhängt. Zu finden sind diese Quellen – in der Natur.

Natur ist dort, wo Kinder Freiheit erleben, Widerstände überwinden, einander auf Augenhöhe begegnen und dabei zu sich selbst finden. Aber ist Natur nur das »große Draußen« : Wiesen, Wälder und Parks, Spielstraßen und Hinterhöfe? Oder lässt sie sich auch drinnen finden – zum Beispiel in der großen weiten Welt hinter den Bildschirmen? Anschaulich und eindrucksvoll entwickeln die beiden Bestsellerautoren eine neue Balance zwischen Drinnen und Draußen, zwischen realer und virtueller Welt.

»In leicht verständlichen Kapiteln belegen sie [die Autoren], warum die Natur der beste Lehrmeister für Kinder ist. Pflichtlektüre, nicht nur für Eltern!«
Bild + Funk

Herbert Renz-Polster, Gerald Hüther
Wie Kinder heute wachsen
Natur als Entwicklungsraum. Ein neuer Blick auf das kindliche Lernen, Fühlen und Denken
gebunden, 258 Seiten
ISBN 978-3-407-86738-4

www.beltz.de 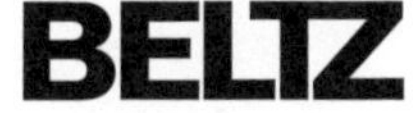